站起来
Stand TALL

"十三五"国家重点出版物
"5·12"汶川特大地震十J

U0668641

我要站起来

汶川地震十周年回顾

罗尚尉　何锦华／著

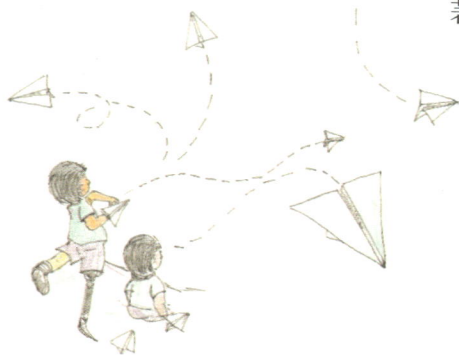

四川大学出版社

项目策划：张　晶　段悟吾
责任编辑：张　晶　王　玮
责任校对：张伊伊
封面设计：墨创文化
封面供图：夏凤婷
责任印制：王　炜

图书在版编目（CIP）数据

　　我要站起来：汶川地震十周年回顾 / 罗尚尉，何锦华著 . — 成都：四川大学出版社，2019.10
　　（"5.12"汶川特大地震十周年纪念丛书 / 顾林生等主编）
　　ISBN 978-7-5690-3153-9

　　Ⅰ . ①我… Ⅱ . ①罗… ②何… Ⅲ . ①地震灾害－伤残－康复－汶川县 Ⅳ . ① R640.9

　　中国版本图书馆 CIP 数据核字（2019）第 235086 号

书　名	我要站起来：汶川地震十周年回顾
著　者	罗尚尉　何锦华
出　版	四川大学出版社
地　址	成都市一环路南一段 24 号（610065）
发　行	四川大学出版社
书　号	ISBN 978-7-5690-3153-9
印前制作	墨创文化
印　刷	四川盛图彩色印刷有限公司
成品尺寸	145 mm×210 mm
印　张	5.5
字　数	102 千字
版　次	2019 年 11 月第 1 版
印　次	2020 年 7 月第 2 次印刷
定　价	42.00 元

扫码加入读者圈

四川大学出版社
微信公众号

序 一

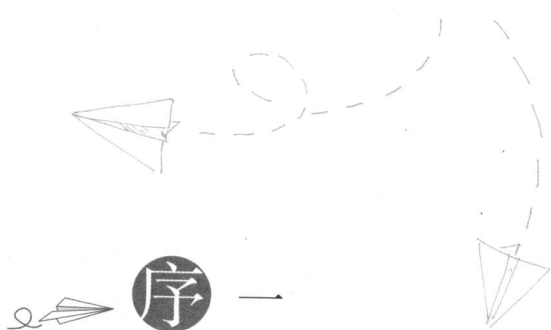

2008 年 5 月 12 日，四川汶川发生大地震，伤者无数。伤员需要接受专业且漫长的康复治疗，这给当地的医疗机构带来巨大压力。地震后十多天，香港"站起来"志愿团队成立，并召集不同专业背景的义工参加地震伤员的康复治疗工作。当时虽然气象台已经发布黑色暴雨预警，但是我们还是冒着危险探访了当时被调配到广州各大医院接受治疗的伤员。

时光匆匆，转眼十年过去了。"站起来"团队秉承"勿忘初心、以人为本"的宗旨，致力为伤员提供全面的康复服务。截至 2018 年，"站起来"团队赴四川约 300 次，共计为 569 位伤员提供康复治疗。其中，截肢伤员 269 人，骨折伤员 233 人，脊柱脊髓损伤伤员 67 人（部分伤员合并不同类型的损伤）；骨科康复会诊逾 20 000 人次；义肢及矫形器服务（包括制作、调整及维修义肢矫形器）逾 2 000 具；骨科手术治疗逾 50 人次。

　　依靠所有资助"站起来"团队的人士和团体的信任，在所有团队成员和义工的努力下，十年来我们与伤员们并肩前行。在此，我衷心感谢各界人士对"站起来"工作的支持。当初在广州遇到的伤员魏云露，在"站起来"团队的帮助下进行康复治疗，现在云露已经大学毕业了。目前，伤员们已经融入小区，继续学业和工作，重新向梦想进发。宋馨懿、刘敏、袁孝伟、廖波……这本书中记录了其中十位伤员的经历，每一位伤员再次"站起来"的故事都是对全体团队成员的勉励，施比受更有福！看着伤员们长大，完成学业，找到工作，组建家庭，我们每个工作人员都感到无比欣慰。

　　在见证伤员们成长的同时，我也一直在思考传承的意义。我们不但和人民卫生出版社合作，将"站起来"的工作经验总结成书，也参与香港中文大学"环球医学领袖培训计划"，为医学生提供了解骨科康复的相关知识及接触伤员的平台，希望参与"站起来"项目的医学生除在知识上精进外，还要明白医学人道主义的实践也是其中重要的一环。同理心是当代青年都应该具有的重要品德之一，这样未来的社会才会变得更加美好。

　　在四川工作期间，我们看到医疗界对康复工作越来越重视，国家也投入了大量资源。但人才缺乏是目前最大的问题，各机构也正为弥补这方面的短缺而不断努力。"站起来"公益组织获香港特区政府辖下的"支持四川地震灾区重建工作信托基金"拨款资助,设立了"川港康复培训及发展中心"。截至 2014 年 9 月,所有课程均已完结,参加课程的学员包括骨科医生、康复医生、治疗师、护士及医科学生,人数多达 2 079 名,而培训计划也作为康复交流的桥梁,加强了四川省内及其与全国各地康复中心的沟通与交流。

现在国民生活水平不断提高,小区康复工作蓬勃发展。为了确保患者恢复最好的功能水平,医疗服务费需要落实到"保护网"中,骨科康复的发展充满机遇。骨科康复工作的强大需要汇聚多方面人才,领军人物要站得高、看得远,落地实干;康复工程要配合"一带一路"倡议,加快创新,研发有中国特色的辅具,创造经济效益,"走出去",进行"产、学、研"合作。

最后,再次感谢支持"站起来"公益组织的所有同仁。我们将继续努力为伤员提供康复服务,陪伴伤员走过更长的岁月。

陈启明教授

"站起来"公益组织发起人

2018 年 3 月

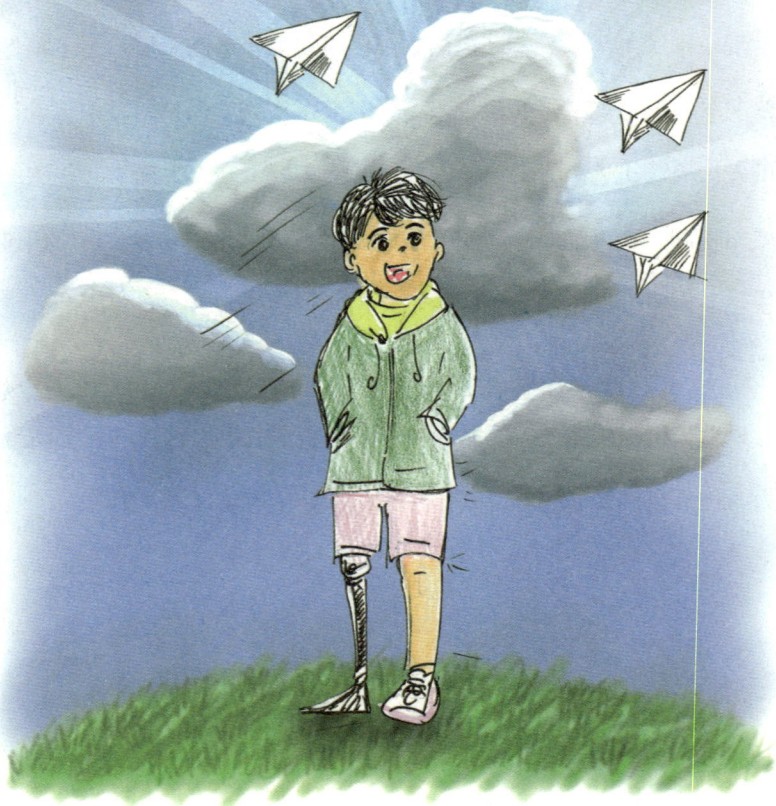

序 二

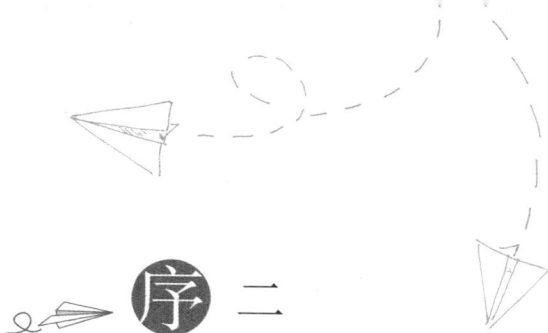

2008 年 5 月 12 日汶川大地震后，"站起来"工作团队频繁往返于四川和香港，为地震伤员提供骨科会诊、物理治疗、作业治疗、义肢矫形等服务。

在康复团队的努力下，伤员的生活质量大大提高：义肢让伤员们可以如常人般活动，轮椅提高了伤员的自理能力，配带矫形器使伤员行走更稳，而适时的骨科手术为伤员解决了压疮、残端骨增生和足部畸形的问题。现在，伤员们均已投入工作与学习。一些伤员成为出色的残疾人运动员，一些伤员选择从事康复治疗或心理治疗方面的职业。在团队和伤员们的不懈努力下，我们终于实现了最初的愿望：通过积极的康复介入，让伤员恢复功能，提高自理能力，继续学业及工作，重新向梦想进发。在长时间的相处中，伤员和"站起来"团队成员渐渐成为朋友，他们常与我们分享生活中的趣事。看着他们长大，并陆续组建家庭，我们感到非常欣慰。

"站起来"工作团队不仅见证了伤员的康复和成长，还见证了地震后灾区的重建。

北川是当时的一个重灾区。初到北川时，我们看见伤员们在简陋的临时教室里上课。后来北川重建，我们打算去新建的北川中学探访伤员，可是司机并不熟悉新修的路，绕了很久才找到校舍。新校舍窗明几净，道路宽敞，就算用轮椅的伤员也能顺利通行。

都江堰的变化也很大。地震后，当地一所友爱学校秉承"伤健共融"的理念，修建无障碍建筑，招收伤健学生。校舍赶着建好供同学们使用，可是周边的道路尚未建好。"站起来"团队每到一次友爱学校，就见证一次道路从泥泞石子路变成柏油路的过程。学校周边的板房也慢慢变成平房民居，重建后的都江堰比地震前更美丽。

成都，虽然在地震中没有受到明显波及，但康复事业发展迅速，"川港康复中心"和"八一康复中心"相继落成。现在除了地震伤员，其他需要康复治疗的广大患者也能得到更好的治疗。

十年过去，人事变迁，可喜大家都积极向前，成绩显著，不单"站起来"，还大步向前。

罗尚尉

"站起来"公益组织骨科康复顾问医生

2018 年 3 月

序 三

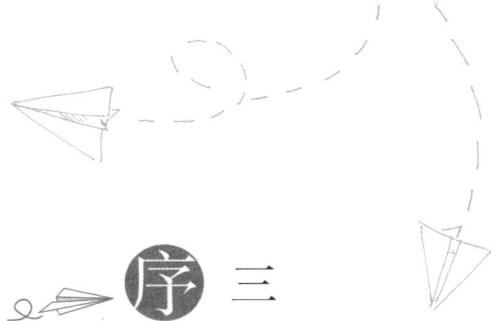

2008 年，我大学毕业，同时准备第二次参加残奥会。

2008 年 5 月 12 日，对我来说，是一个极其平凡的日子，但当日发生的事，对四川人民来说，是一生也不会忘记的。

四川汶川发生里氏 8.0 级大地震。

地震过后约两星期，我接到陈启明教授的电话，他说要成立一个慈善团体，为四川汶川地震伤员提供康复治疗，安装义肢，希望我作为宣传大使用自身经历去帮助和鼓励伤员。我当时就答应了陈教授，加入了"站起来"这个团队。

从 2008 年到 2018 年这十年，我们见证了伤员的成长：有的从当年的小女孩变成亭亭玉立的少女；有的从当年的初中生变成大学的高才生；有的从当年病床上的病人变成丈夫、爸爸，拥有了自己的家庭。每

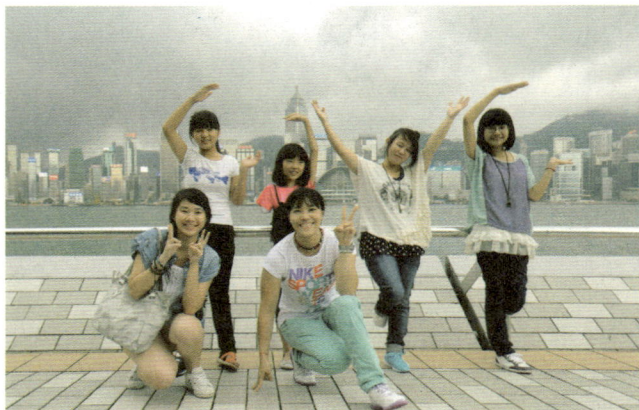

一个故事，都记录了他们从黑暗的地震废墟走向光明的经历。

废墟清理了，新房子建好了，但失去了的腿却没有再长回来。戴着义肢成长的伤员已经与义肢成为最好的朋友。读者在书中的每一个故事中都可以感受到——地震无情，人间有爱！

余翠怡

"站起来"公益组织宣传大使

残奥会七金得主

2018 年 3 月

序 四

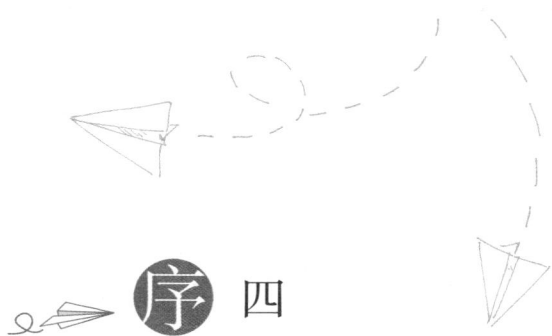

那是无比昏暗、酷热潮湿的一天，也是让我们铭记的沉重的一天，更是让数十万人感到绝望和无助的一天。那一天是 2008 年 5 月 12 日，四川汶川县发生了里氏 8.0 级大地震，近百万个家庭瞬间被摧毁。

汶川地震发生至今，已经十年，却还有一些事情是我们不该也不想遗忘的。比如，伤员们和家属那种不屈不挠、永不放弃的精神。我们常常说伤员"重生"，说"重生"是因为他们从这场浩劫中挺了过来。

我在成都为伤员提供康复服务十年有余。写这本书用了三年多时间。当初执笔的时候，我感觉是一件辛苦的工作。毕竟要回忆与伤员一起度过的时光，回忆当时人间炼狱般的场景。

那些年，医护人员每天夜以继日地处理和治疗数百名伤员，忙得不可开交，甚至连吃饭、喝水都是匆匆忙忙的。在第一年的工作中，我仿佛被掏空了，身心俱疲，心力交瘁。

伤员们每天一波又一波地被送到我们临时建立的康复中心，支撑我的，全赖心里那份坚持和承诺。陪伴伤员走过十年康复路，看到他们回到小区，各自追寻梦想，我感到非常欣慰。

本书收录了十位地震伤员的真实故事。原来充满活力、对生命充满好奇的年轻人，在数秒间，失去亲人，失去正在讲课的老师，失去坐在身边的同学，失去自己本来灵动的手脚，身体上留下深深的疤痕。地震发生后，这十位伤员在废墟中待了很长时间。有些眼见旁边生龙活虎的同学变成僵硬的尸体，有些不停地在废墟中与老师说话，互相鼓励，但老师的声音却越来越微弱，直至消失。有位小女孩，因需要爬离废墟，只能用石头的尖角把被压着的左腿割断……

我经常扪心自问，我们有权利选择，有权利按照自己的意愿做出对自己有利的选择，但面对众多伤员，我不得不问：十年前汶川大地震的伤员有选择的权利吗？

地震后，我眼见很多灾民不断寻找失散的父母、兄弟、子女，不断寻找埋在废墟中的家园。从灾民的眼神和身体语言中，我可以看见他们内心的渴望。灾民在找寻曾经认识的人，曾经拥有过的或曾经发生过的让他们不能忘记的事情，好像要寻回自己。当时的场景给我留下了极深的印象。

在现代社会中，人的欲望不断膨胀，而伤员的行为常常让我反思生命的意义。我认为，人最终是要找回自己。我们需要回头看自己，回头看如何用脆弱的生命来满足自己不断膨胀的欲望，在困境中如何重新认识心中的"我"。我也十分高兴看见伤员最终找回了自己，找回了信心，站起来，继续追求心中的梦想。

汶川"5·12"这场大地震，夺去了近七万人的生命，37万余人受伤，丧失家园的老百姓更是数以百万计。

大量的伤员在最短时间内被送往灾区以外的各地医院，争取救治机会。

我参与的"站起来"医疗团队在灾后迅速成立，并在数周后开展工作为伤员们提供康复治疗，奔走于国内各处医院，团队工作至今已有十年。

当初开始的第一年，是能够为地震伤员提供适切治疗的黄金时间。我为伤员安装义肢和矫形器时，常常跟他们及其家属聊天。在最初的那一年，他们说的大抵离不开恐惧的经历，以及地震带来的灾难与伤痛。他们拥有非常相似的平凡的山村背景，忆述也很相似：地震发生那一刻惊慌失措，被埋在瓦砾中伤心绝望，获救时奄奄一息，治疗过程中面临截肢的悲痛欲绝，康复时遇到的种种困难……

这样的忆述每天都会听到，每小时都会听到，甚至每分钟都会听到……

开始时，我听得心惊肉跳，悲伤难掩，有时甚至难以控制自己的情绪。可是，数月后，伤员们的故事听得多了，我变得有点麻木，开始反思人性、生命等课题。

接下来的数年，我看见康复的伤员及其家属重新投入生活，平静、平凡而快乐。渐渐地，我明白了一个道理。

也许，在地震发生前他们每个人都是那么平凡普通；

也许，在地震发生时他们被埋受伤和获救的经历非常相似；

也许，在地震发生后他们康复治疗中所忍受的痛楚和折磨大同小异……

不过，这些本来平凡的人同样经历了一场惊天动地、绝不平凡的世纪大灾难。但是，他们都能走出那撕心裂肺的痛苦，收拾心情，努力忘掉灾难带给他们的伤痛，坚强、勇敢地重新投入他们以前平凡而快乐的生活。

相较那些蝇营狗苟、碌碌无为的人们，他们的人生算很不平凡了。他们让我明白：平凡就是幸福，幸福本来就在我们手中！

虽然伤员们受到了严重的创伤，十年后的今天，他们有些成为残奥会的冠军，有些成为社工、律师，有些立志当医生……

写这本书的目的之一是让读者了解地震后伤员的坚毅，启示身处逆境的读者，更希望社会多关注伤健朋友，给他们多些尊重和包容。

支持伤员们的康复工作，是一个无终点、无限期的过程。希望往后的日子，我们可以继续为伤员服务。

感谢陈启明教授对我的信任，让我参与这项艰巨而有意义的工作。感谢罗尚尉医生，领导我们这个专业的团队，他的每一个专业决定，都是以伤员为本，让伤员得到更有效的康复治疗。感谢香港特区政府驻成都经济贸易办事处原主任陆仿真先生协助完成本书的编辑工作。

感谢四川省人民医院邹有策康复工程师十余年来为地震伤员做出的贡献。

何锦华

"站起来"公益组织康复工程顾问

2018 年 6 月

WOYAO ZHAN

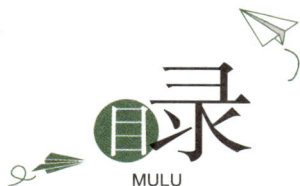

目录
MULU

前言

我要站起来

十年之后

WOYAO
ZHAN QILAI

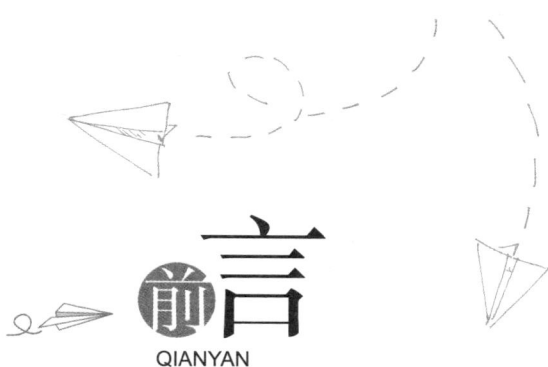

前言
QIANYAN

四川印象
SICHUAN YINXIANG

陆仿真

开卷的日子

到 2008 年 5 月，我在成都生活满一年半了！回想 2006 年底，香港特区政府派我来成都的目的是筹备成立"香港特区政府驻成都经济贸易办事处"，负责与云南、贵州、四川、湖南、陕西、重庆这"五省一市"建立联系，推广经贸工作，进行文化交流。

初到蓉城，我先要觅地租房、装修，在这期间租用酒店作为临时办公地点，招聘同工，又到"五省一市"拜访各地的领导，做展览推广，建立联系。2007 年初，我邀请了"五省一市"的领导、社会各界友好人士，以及香港商界翘楚，在成都锦江宾馆举行了办事处成立的盛大开幕典礼。

2007 年香港回归祖国十周年，我再度邀请"五省一市"的领导和社会各界友好人士出席在成都举办的"港韵绕蓉城"盛大音乐会。

在忙得不可开交的日子里，我还聘请顾问，对与经贸有关的问题进行深入调研，如"内地与香港建立更紧密关系的安排"（简称 CEPA）、"如何加强四川物流配套"。

办事处只有十多位同事，要应付以上种种，确实辛苦！这段日子里，同事们完全没有休息的时间。到了 2008 年，工作虽然还多，但总算能够按部就班，也算可以让同事们透透气了。

假日的一天

2008 年 5 月 11 日，星期天，第二天是农历四月初八浴佛节，在香港是公众假期的补假。我们驻成都办与内地作息安排一致，照常上班。那两天我有点感冒，12 日中午吃了盒饭，便躺在办公室的沙发上睡了一会儿，起来后到办公桌旁查看当天的电子邮件。这时办公室忽然剧烈地晃动起来……

我们的办事处在成都中环广场 37 楼和 38 楼。

我的脑子快速运转：究竟发生了什么？两三秒后，我突然反应过来——地震了!

我在 37 楼，椅子上坐不稳，就蹲在地上。忽然听见身后传来玻璃破碎的声音，我头也不回地逃出办公室，在走廊上蹲下，心想：房子要塌的话，请快一点，别这样折磨我! 旁边办公室的同事也跑到了走廊上。楼房晃动得厉害，我怕此时跑下 30 多层楼太危险，就示意大家先蹲下。

感觉大楼晃了好久，好久……

终于停下来了! 晃了多久? 我心中估算大概有三分钟。后来，我与酒店的总经理聊天，他说他看过酒店闭路电视当天的录像，地震持续了 2 分 55 秒。

我马上跑上 38 楼，去看看同事们是否安好。点齐人数后，我们十几人从 38 楼往下冲。同事中有两位孕妇，我们很担心，幸好她们都没事，几个月以后分别顺利生下了一男一女两个小宝贝。

往哪里跑

我们往天府广场跑去，想找个空旷的地方，远离高楼大厦。此时广场上已经聚集了从附近高楼中逃出来的人们，当中忽然有人说，"广场下面正在进行地铁施工，余震发生时会有塌陷的危险！"于是人们又涌向附近另一块空地。

地震后城里的公共交通瘫痪了，人们拿着手机拼命地打电话、发短信，设法与亲人联络，可是没用，手机网络已堵塞。我也不断尝试发短信回香港报平安，走运的话，重复大概二三十次，就有可能成功发出一条非常简短的信息。在香港的政制及内地事务局局长终于收到我的短信，他嘱咐我，照顾好同事，保证安全。

当前急务是要联络上两位孕妇的先生，好让他们知道我们在哪里，早点过来接夫人回家休息。同事们都拿着手机不断地打电话、发短信……

这时候一些消息断断续续传来，当时说的是 7.2 级地震，震中在汶川、映秀附近。同事们提醒我，几个月前我们去卧龙的时候，曾经路过映秀。真难想象，成都离震中仅仅几十公里，我们除了被摇晃了三分钟差点吓死，一切都安然无恙，真是不幸中的万幸！

待了三个多小时，同事们的亲人陆续来了。见到一个个都安好，我渐渐放心。有一位同事的先生开车过来，说可以送我回城东的酒店。

回女乐窝

说放心只是相对的，余震不断，哪能完全放心？回到酒店已是下午六点多钟，住客被统一安排在酒店对面的茶馆歇息。我认识酒店的总经理已有一段日子，他也是香港人。地震发生后他让同事们挨着房间搜索，确保没有住客逗留在房间里，检查酒店楼房安全，才让在茶馆的住客回房。

我就坐在茶馆里喝啤酒。待酒店检查妥当，已经是夜里 9点多了。酒店派了员工，细心护送每一位客人回房。我进了房间，看见桌子和地上落满了尘土，经理问我是否需要换个房间，我感谢地说不用了，经过这紧张的半天，极想马上休息。

为了照顾住客用餐，酒店在小宴会厅里安排了自助餐，真可谓无微不至！我正想躺下，手机突然响了。香港入境事务处给我打了半天的电话，堵得死死的网络终于开了一条缝。入境事务处传来让人担忧的消息，在成都郊外的青城山，有一位从香港过来的年近 60 岁的女士，趁浴佛节到青城山做功德，地震中庙宇坍塌，不幸砸中了她的头，大量失血，生命危在旦夕！

她的家人向香港入境事务处打热线求助，目前她们一行已从青城山下来，正困在都江堰。

集结号响起

惊魂未定，我本来还是逃命的心态，猛然清醒，没工夫自怜了，集结号已吹响，要领队上阵了！

我马上打电话联系同事们，只希望手机能打通。因为担心余震，住高层楼房的同事都聚在住低层同事的家里，正好方便我跟他们联系。紧接着是与四川省港澳事务办公室对接，请他们协助到都江堰救援。青城山与都江堰是重灾区，地震中都江堰医院受损严重，成都通往都江堰的道路也多处塌陷，无法通行，省港澳办也爱莫能助。我沮丧极了！

回到酒店房间，我又接到一个电话（手机网络堵塞，固定电话没受影响）。电话是我香港的上司打来的（就是上文中提及的那位局长的下属，因为我手机里没有存他的香港手机号，下午逃命时，屡次尝试与他联系失败后，只好把短信发给局长），他可能是因为找了我好久，也无暇问候办事处同事的安危，劈头就问："你为什么不开'Blackberry'？"

当年还没有智能手机，"Blackberry"（黑莓）是一部相对原始、笨重的手机，只能发电子邮件，需要加密的重要信息都不能处理。其实，当时网络堵塞严重，有些香港发过来的短信，几天后才陆续收到，而且经常只收到信息的一部分，看得我啼笑皆非。在这种情况下，要指望靠"黑莓"无线传递一条完整的电子邮件，根本不可能。况且下午在办公室听见身后传来玻璃破碎的声音，我头也不回地逃离了办公室，哪有工夫去捡什么手机。

上司交给我紧急任务：香港特区政府一位前任领导的正在上幼儿园的孙女儿刚好随团到成都旅游，地震后就没法取得联系。我完全能够理解这位慈祥祖父的担忧，而且只要香港人在"五省一市"碰到什么困难，我都有责任去帮助。上司告诉了我幼儿园老师的手机号，但因网络堵塞，一时无法联络上。我打电话去他们入住的宾馆询问，也无法弄清他们这个团是以什么名称入住的，宾馆负责人没法辨认哪一团游客是我要找的。

他们入住的宾馆离我住的地点颇远，当时已经没有可以载我过去的公共交通工具了，我甚至考虑是否要徒步过去。不过我还是决定先冷静下来，再尝试拨打幼儿园老师的手机号码，打了好几次以后，终于联络上了。原来他们一行人下午刚到成都，地震发生时正在去熊猫基地的路上，在旅游车上感觉有点晃，以为是路面不平坦。从熊猫基地返回入住宾馆，老师们才意识到事态的严重，他们马上安顿好孩子们，教他们余震来临时如何保护自己。得知老师们的妥当安排后，我心安了。我能做的就是确保他们一行人按计划第二天早上顺利离开成都，也代他们向我的上司报平安。

救人一命

夜里十一点多，终于可以歇一会儿了！

电话又响了，是办事处的行政主任打来的。在青城山受伤生命垂危的那位女士，已奇迹般地到达成都四川省人民医院！我们必须马上给予帮助！

我们从中环广场逃出来以后，基于安全考虑，大厦管理员把整栋楼的进出口贴上封条，任何人不允许进入。幸好我们的师傅已把办事处的车从车库开了出来，早些时候只因通信网络堵塞，没跟他联络上，现在他终于能载我去省人民医院了。拖着疲惫的身躯，我坐在车上心情忐忑，除了安慰伤者亲属，我还能做什么？

赶到医院，门外广场的情景就好像电影《乱世佳人》里的一个场景：满地都是伤者，医院如何救治和照料？

见到伤者的妹妹，得悉全靠她排除万难，即使都江堰的大夫说她姐姐不行了，她还是坚持把伤者送到成都来。

检查后，医生拿着伤者脑部 X 光片，详细介绍了病情。医生说伤者危在旦夕，必须马上进行开颅手术。伤者的妹妹同意了，不久一位大婶来到病房替伤者剃了头发，然后护士把她推到手术室外面等候。

就在姐姐要被推进手术室的那一刻，一直异常坚定的妹妹突然哭了起来。她质问自己：签字同意动手术，会不会就是亲手把姐姐送进鬼门关？我安慰她说：要是不做手术，姐姐就更危险。

到了凌晨三点钟，虽然当时能提供的协助都已经提供了，但眼看妹妹一人忧心忡忡地守候在手术室门外，我实在不忍心撇下她。同事们提醒我，第二天要办的事情还多，需要保持体力，我只有请他们继续轮流守候。

回到酒店已经是凌晨四点钟，刚刚爬上床，电话又响了起来，是留守医院的同事打过来的，说香港无线电视台的记者已到了省人民医院（听说伤者的妹妹是一位记者，与电视台的记者认识），要现场采访我。哎呀！我已经熬了大半天，心力交瘁，我告诉同事：如果不是让我过去救命，就先不管了！请他们采访伤者的妹妹，让她讲述整件事情的经过更合适。

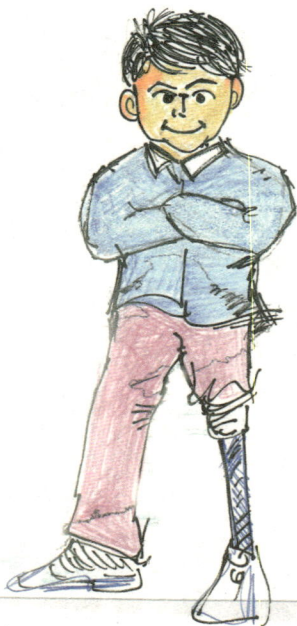

重整旗鼓

　　早上八点钟，身旁的手机又响了，是政制及内地事务局局长从香港打过来的，他想知道，出现了那么严重的灾情后，四川有什么急需的，香港特区政府在哪些方面可以提供协助。几小时以前在医院的情景还历历在目，我就直言道，虽然需要协助的方面很多，但最急需的是派人员过来，支援搜救和医疗。

　　中环广场封闭了，没办公室可用。行政主任来电，建议我们在锦江宾馆租个会议室，作为临时办公室。我同意，锦江宾馆的环境我们熟悉。我提了一些要求，比如会议室除了要有足够空间容纳当值的同事，有与外面通信的基本设施，还需要一台大电视，好让同事们及时收看实时新闻，还需要一块大的白板，用来记录突发事件和跟进情况。同事们需要先放下日常工作，办事处需要改成"紧急操控中心"（emergency control centre）的运作模式。

　　行政主任在医院里留守了一夜，我追问他手术的情况，他说手术成功了。那位受伤的女士从手术室被推出来的时候，虽然还有没醒过来，但妹妹喊她已经有反应了，万幸！

锦江宾馆

同事们在锦江宾馆的会议室安顿下来后，马上全力投入了工作。这段日子里，强烈的余震不断，会议室的水晶吊灯一有余震就晃动得特别厉害。不过老实说，大家忙得要命，根本无暇顾及吊灯的晃动。

那位刚做完手术的女士的丈夫正急着从香港赶来。香港到成都的航班因地震而暂时停飞了，我们就安排他先飞到重庆，然后再开车去重庆接他过来。

短时间内，香港入境事务处热线收到上百个求助电话，有失踪的，有专程过来拍结婚照被困在都江堰的……香港驻北京办正要派两三位入境事务处的同事过来（新设立的驻成都办当年编制上还没有入境事务处的同事当值）为港人求助的事宜奔忙。

与此同时，从香港特区政府传来消息，香港特区政府正在安排消防搜救队、灾区卫生防疫队和飞行服务队（包括一架定翼机和一架直升机）到灾区协助救援。我们也收到消息，香港医院管理局也正在安排医生和护理人员到成都，为当地的医院提供支援。我们就负责协调、配合四川的抗震救灾工作。我内心非常感谢局长采纳了我先前的建议。

香港同胞焦急

看到四川同胞遭受灾难，香港人恨不得马上跑过来支援，找我咨询的人也很多。如此大的灾难引发的突发事件，一个接一个地发生。个别香港人来到灾区，能帮上忙吗？我只好一一说明，到灾区要想发挥作用，有两个先决条件：第一是要能够与四川的抗震救灾指挥协调与配合；第二是要在灾难中懂得如何保护自身的安全。否则，凭着一腔热血来到灾区，只会让我们更加担心他们的安危，结果只会添乱，还是请静静等待时机吧。

来灾区采访的香港记者非常多，他们把最新的消息传回香港，让焦急的香港同胞了解灾区的情况。我也收到过他们的求助，因为一起过来的同事在灾区失散了，没法联系上。他们的安危，是我经常担心的。于是每个星期一的早上，我都邀请他们一起吃早餐，了解他们的情况，同时给每人发一只哨子，以便遇到困难时求助，又为每人预备一份随身干粮。这段日子里，我的脖子上也常挂着一只哨子和存有重要文件的 U 盘（香港人称"手指"）。

香港的志愿团体也纷纷前往灾区，比如香港红十字会在德阳成立了为地震截肢人士服务的康复中心，也有无数志愿团体在灾区提供社会服务。我定时约他们傍晚聚会交流，好让他们了解其他机构在灾区的工作情况，也看看他们需要哪些协助。

我认识多年的一位心理辅导专家，也专程到四川进行心理辅导培训。面对这么大的灾难，灾区的老百姓受到了重创，对心理辅导需求迫切，如果辅导做得不专业，轻则会引起老百姓的反感，重则可能加重他们的心理创伤。辅导专家过来最有效的做法就是为在灾区服务的人士提供专业辅导培训（train the trainer），即让少数专家对多数在灾区工作的同工进行辅导培训，推动专业辅导工作快速开展。

美国的思科公司（Cisco），也准备了价值数百万美元的救灾物资，向灾后四川提供援助。我跟这个公司联络上后，也得到了他们的支持。他们为灾区特意购置了一辆移动通信车，使用卫星通信（幸好，得到卫星传达服务商的免费支持）。辅导员即使在偏远的灾区也能与身在成都或香港的辅导专家开视频会议（video conference），同时，灾区的工作人员也可以得到直接指导。

也正是在这个时候，我开始接触何锦华先生服务的机构——"站起来"公益组织。这是一个志愿机构，由香港一位著名的骨科医学教授创立，专门为受创、截肢的伤者提供免费的康复服务，如医疗、手术、装配义肢（又称"假肢"）、物理与职业治疗等。何老师是义肢专家，为了汶川地震的伤者，他奔走于全国各地的医院（因为伤者人数太多，四川省内的医院根本没法全部接收救治，所以有部分伤者需要马上转介到国内其他地方的医院）。"站起来"公益组织无私的奉献，为无数伤者带来新希望。

过了两三天，我终于可以抽空去医院看望那位刚做过急救手术的女士。手术确实很成功，她已经可以跟我聊天了，她的丈夫和妹妹一直守在病床边，我们一起拍照留念。医生本来说最少要等一个星期才能移动伤者，但四天后，医生见她病情稳定，就同意家人接她回香港继续治疗。

一方有难、八方支援

在香港蓄势待发的团队马上要过来了！

最先到的是消防搜救队，我去双流机场迎接。机场满是刚从外地调派过来的解放军部队。这时候民航班机还没有恢复正常，从香港飞来的航班晚点多时，到达已是半夜。过来的是一支受过专业训练，专门在倒塌楼房的瓦砾中搜救的队伍，同行有一位护士，负责队员的健康。他们除了带来专业的搜救装备，也把这段日子需要的饮用水一起空运了过来。

我们在机场介绍了抗震救灾指挥的对口单位，救援队马上奔赴重灾区汉旺镇，翌日天亮就展开搜救行动。

香港卫生署的医生和食物环境卫生署的同事下午到达成都，他们的任务是负责灾区的消毒防疫工作。他们迫不及待，听完情况介绍后，马上查看灾区地图，准备立刻动身前往重灾区映秀镇开始工作。地震中的遇难者数以万计，善后工作刻不容缓。

大灾难后瘟疫没有爆发，这要给所有当时在四川默默工作的消毒防疫人员记一大功。

下一步要迎接的是我们的飞行服务队。地震后通往偏远村落的山路垮塌了，只有靠直升机搜索救人，运送补给品。

地动山摇之后，山河面貌大变，原来的地形图已无法使用。高山云雾阻挡了视线，飞行员最怕倒塌的电缆铁塔。长长的电缆还悬挂在高山上，要是飞机的螺旋桨不幸碰到，必定机毁人亡。

香港医院管理局的几位医生充当"先头部队"过来考察，等与成都的医院商议好后，医疗团队就要过来支援。这支由香港医院管理局派来的生力军到达时，我和同事们前去迎接。他们带来了一箱箱的医疗物资。那个时候，停机坪上的物资运输工作还没完全恢复正常的秩序，我们跑到飞机旁，看着传送带把物品从飞机的货仓里徐徐运到停机坪上，看见箱子上有"香港医管局"标记的，我们就赶紧取下来。清点好医疗用品后，我们马上乘车去医院，开始工作。

对这些冒着生命危险到四川来救援的英雄，我心存敬意！

慰问与重建

办事处应付过各种各样十万火急的突发事件，接下来的任务，就是安排香港特区政府的领导过来慰问和考察。

香港特区行政长官（香港特首）和政务司司长（负责统筹指挥特区提供灾后支援的最高长官）分别率团到灾区慰问考察。

行政长官夫人是香港红十字会会长，一直惦记同工在四川的工作，应国家红十字会的邀请，也过来考察。香港特区政府发展局和参与灾后重建的局长们都过来了，香港医院管理局的专科医生团也过来与四川的专家交流。

香港特区政府向香港特区立法会提出拨款100亿港元支持四川灾后重建的申请后，立法会主席率领议员到灾区考察，我们安排各位议员考察映秀等灾区。面对如此严重的灾情，议员们一致同意支持拨款。

100亿港元的灾后重建拨款，应该选择什么样的工程项目呢？我向上级建议，把重点放在香港相对专长的方面，比如修建康复设施、医院、学校、公路等。有了这个大方向，驻成都办就配合各局与部门的同事来灾区考察，寻觅合适地点，编订重建大纲。与对口单位协议的项目如下：兴建四川康复中心（内地首设），并向四川省人民医院提供专业技术支持；重修受灾严重的卧龙大熊猫自然保护区；重修公路；修建医院和学校；支持身心康复工作⋯⋯

这些都是长久性的工作。与此同时，驻成都办也需尽快恢复与"五省一市"的联系，做进一步的推广。

告老回港，缘系四川

2009 年 8 月，55 岁退休年龄已过，我与香港总部商量好，下一位主任过来之日，就是我"告老"之时。说实话，经过这三年的奋战，我身心俱疲。

不过，回到香港以后，我还是惦记着四川。如果有原来的同事结婚，我一定要到四川来恭贺的。通过成都的朋友，我结识了灾后成立的四川的志愿机构。他们正着力扶助穷困地区（如凉山州与北川县）的家庭，我就趁来四川的机会看看可以在哪些方面协助一下。最初，每年总有两三次到四川探望，十年过去，现在每年也有一两次。

汶川地震十周年，2018 年 5 月 12 日，我约了一群地震后到过四川救援的朋友，有消防部队的、食物环境卫生署的、飞行服务队的，还有社会工作的专业人士，一同到四川旧地重游。

十年回顾

回顾当年，感触良多。当年的面孔，一一浮现在眼前。

当年有一位上小学的小女孩，特别喜欢画画。地震中断了右臂，就改用左手画。2008年，香港特区政府政务司司长到访的时候，她就送了一幅左手画的画给司长，司长后来征得她的同意，把画印制成圣诞卡。当年的小女孩，今天仍在坚持画画，很快就要念大专了！

当年，我第一次见到这位当时在读中学的男孩，是在德阳香港红十字会的康复中心。他断了双腿，独自抑郁地斜坐在轮椅里，好像要避免与这个世界扯上任何关系。香港医院管理局的医生和我特意走过去和他聊天，我们一起拍照留念。过了几星期，我再去德阳看他时，他的心情开朗多了，喜欢打篮球的他，还坐在轮椅上跟我抛篮球玩呢！过了一段日子，我有机会去他乡下的家里探望。他用拐杖敏捷地走在长长的石板台阶上，他爸爸请我们吃午饭，还开了一瓶好酒，我一高兴就喝醉了……

一位朋友，在一家美国公司工作，地震后特意到四川来做支援工作。他告诉我，第二次世界大战期间，他父母逃难时得到了四川人的照料，嘱咐他今天要回四川报恩。

　　都江堰的友爱学校，是地震后成立的，是内地首家"伤健共融"的学校。这里聚集了地震受伤后正在康复的学生，有坐轮椅的，有装了义肢的，有用拐杖的，他们高兴地跑来跑去，还认识了特意从香港过来照顾他们的社会工作者。

　　"站起来"团队安排做跟进手术的学生由家长陪伴到香港，一起去参观机场飞行服务队的基地。他们到了海滩，都兴奋得不得了，原来他们还没见过大海呢！

　　还有驻成都办的同事们，跟着我跑来跑去，一起逃难，一起救援。

　　很多很多回忆，无法一一尽述……

结语

　　人们常常问我，汶川大地震的经历有没有影响我对人生的看法。

　　见人受苦，想出一己之力，这种想法从没改变过。不过，汶川大地震让我经历的，是一生中从未遇见过的大灾难，从来没有见过那么多人受苦，心里哪能不惦记？我希望尽自己的微薄之力，能帮多少就帮多少。

大地震以及不断的余震，让我猛然觉醒：从来都以为脚下的土地，是世上最稳定、最让我感觉安全的东西，岂料我深信不"移"的地壳，瞬间的移动却让人恐惧。我这一生对事物有数不尽的执着，看来是时候要检讨，要放下了。一句话：宜看透。

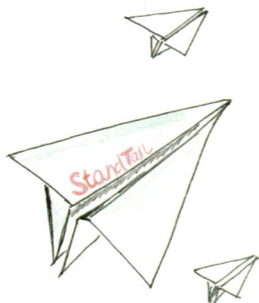

从"站起来"的工作看人文医学的实践

罗尚尉

医生的职责，是尽己所能，帮助需要帮助的人，减轻他们的痛苦。除熟练的医术外，长久以来医生更追寻用各种方法与患者建立信任，在治愈患者身体创伤的同时照顾其心理需要，帮助患者尽可能恢复身体的功能，融入社会，这就涉及长期以来医学界对人文医学的探讨。现在的科技日新月异，医疗技术的发展也一日千里，各种医疗仪器设备越发先进、多样，但医生和患者的沟通并没有显著的成效。医患间的距离似乎越来越远。如何在医疗技术发展的过程中，与患者保持互信的关系，注重提高他们的生活质量，是对人文医学的一大挑战。

对持续医疗来说，十年是非常长的一段时间。"站起来"团队十年来不间断地为四川地震伤员提供康复治疗。团队的持续工作，也让我们进一步思索人文医学的重要意义。特别要提到的是，地震伤员中青少年非常多，他们在发育及求学的关键时期失去了部分肢体。虽然义肢能行使部分肢体的功能，但他们身心全面的康复更为重要。在康复治疗的过程中，"站起来"团队除不断探索新的义肢及康复治疗之外，还注重与伤员们的交流。"站起来"团队开展了家访、职业培训等多个项目，采用了多种措施鼓励伤员参与不同的运动。十年后，我们欣喜地见到伤员们克服了身体上的缺陷，努力实现自己的梦想。

2008 年 5 月 12 日，四川汶川发生了大地震，伤者无数，他们需要接受长时间的康复治疗。地震后十多天，香港"站起来"志愿团队成立，并召集不同专业背景的义工。地震后伤者人数众多，这给当地的医院带来巨大挑战。有部分伤者被送往广州治疗，于是"站起来"团队在震后随即频繁到访广州，与当地同仁一起为伤者提供术后急性康复期的康复处理。

随着大部分伤者病情趋于稳定，到全国各地接受治疗的伤者陆续返回四川，尝试融入社区。他们开始上学、工作，并频繁到医院复诊，接受义肢调整和物理治疗。在这个阶段，为了减少伤者来回到医院复诊的不便，"站起来"团队除了和四川省人民医

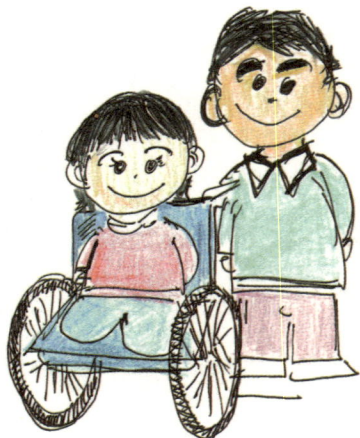

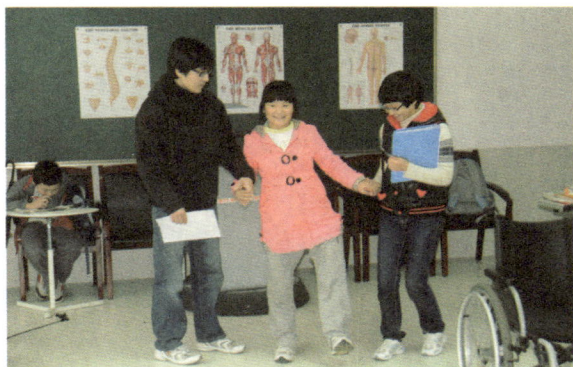

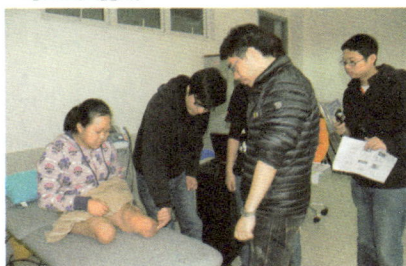

院合作提供定期的综合康复治疗，还和北川中学、都江堰友爱小学合作，开展外展服务，团队成员定期到学校为伤者进行康复评估、训练，并为他们调整义肢。尤其是友爱小学的伤者，年纪尚小，运动量大，生长发育快，功能恢复对他们来说尤其重要。"站起来"在学校设立了康复室，方便伤者们进行训练。另外，运动对伤员的身体功能的提高和自信心的恢复有着非常重要的作用。"站起来"团队积极鼓励伤者们进行各种运动，如骑自行车、跑步、打篮球等，并为他们提供可

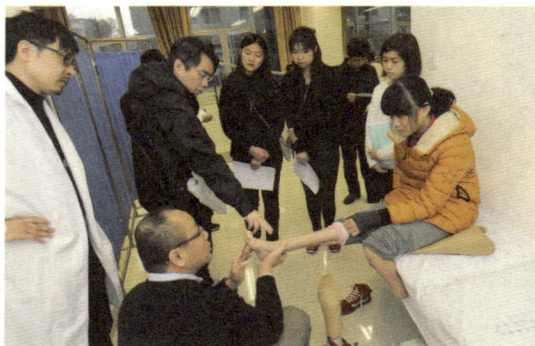

以承受各种运动的义肢和训练仪器。

伤者在融入社区的过程中，常会遇到各种问题。青少年身体发育快，康复物理训练非常重要，义肢也需要频繁调整。"站起来"团队陆续吸纳了更多四川本地的专业人员。为了帮助伤者更好、更安全地融入社区，"站起来"团队增加了家访次数，协助伤者改善家居环境，保证他们在社区中的活动安全。"站起来"团队也非常重视职业康复治疗项目，作业治疗师协助伤者们选择适合自己的工作，鼓励并帮助伤员们提升个人技能，参加进修学习。对于一些病情较为复杂（包括残端骨增生或马蹄足等）并且需要再次接受手术治疗的个案，"站起来"团队安排伤员到香港接受手术及术后康复治疗。

2013 年 4 月 20 日，四川雅安发生了里氏 7.0 级地

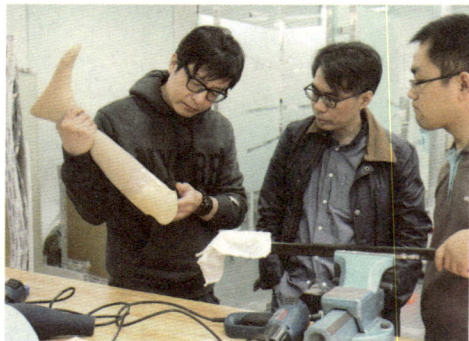

震，多位伤员被送到四川省人民医
院进行手术治疗。在伤员术后急性
康复期，"站起来"团队与四川省
人民医院骨科医生一起为伤员提供
康复治疗和训练，并安排矫形器和
义肢的安装。

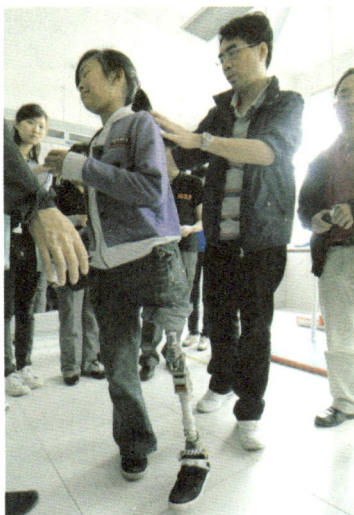

　　"站起来"团队除了为"5·12"
汶川大地震伤员提供康复跟进，也
为"4·20"芦山地震伤员提供康
复治疗。汶川地震伤员在这个阶段已经基本融入社区，继续学习及工作。
由于很多伤员在持续的康复治疗下身体功能恢复良好，运动量较大，义
肢和轮椅的损耗均较大。于是，"站起来"团队继续为伤员进行定期会诊、
提供义肢安装及调整服务，并安排需要接受手术治疗的伤员到香港接受
手术及术后康复治疗。经过多年的相处，"站起来"团队与伤员们的关
系十分融洽，大家成为好友，会诊及治疗的模式运行得非常稳定顺畅。

　　义肢让伤员可以如常人般活动，轮椅提高了伤员的自理能力，配带
矫形器的伤员行走更稳定，而适时的骨科治疗为伤员解决了压疮、残端
骨增生和足部畸形的问题。"站起来"康复团队长期不懈努力，积极介

入康复治疗，使伤员恢复最佳的行动功能和自理能力，重新向梦想进发。现在，伤员们均已回归社区，投入工作与学习。一些伤员成为出色的残疾人运动员，一些伤员成为康复治疗师或心理治疗师，一些伤员在事业或学业上取得好成绩，一些伤员可以很好地照顾家庭……大家克服了身体上的障碍，各自迈向人生的新里程。

刘敏是大腿截肢的伤员，地震时就读于北川中学，中学毕业后考上了四川大学，主修法学专业，辅修经济学专业，并获得四川大学综合一

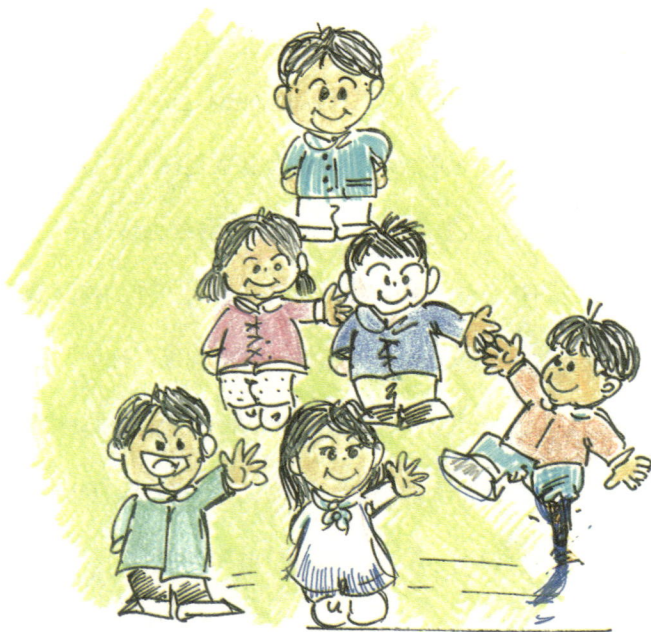

等奖学金、香港黄干亨奖学金、全国残疾大学生励志奖学金等众多奖学金，亦是"善行一百"大型社会公益活动的一星级志愿者。她还曾是全国第九届残疾人运动会暨第六届特殊奥林匹克运动会的火炬手。"站起来"团队一直跟进刘敏的情况，不仅为她调整义肢，还安排她到香港接受残端修整手术。现在，刘敏已被保送到南京大学攻读硕士学位，配带上义肢，刘敏和其他同学并无区别。

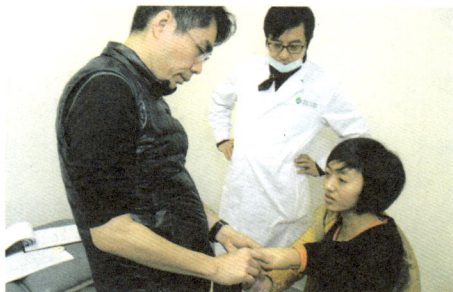

王睿也是大腿截肢的伤员，六年前她选择成为运动员，开始练习乒乓球。由于运动量大，王睿对义肢的要求非常高。"站起来"团队为她配置了合适的义肢，还进行了残端修整手术，让她在运动场上有更好的表现。凭着王睿的专注和对梦想的坚守与付出，她在2014年世界锦标赛上崭露头角，分别在2014年仁川亚运会、2015年全运会上获得多枚奖牌。今后，王睿也将作为乒乓球运动员，配上义肢，继续追梦。

由于"站起来"团队不间断地定期为伤员进行跟进和康复服务，虽然距离地震已经过去多年，但仍然陆续有新的伤员到"站起来"团队寻求帮助。他们均为地震伤员，虽然早期没有在"站起来"计划中进行跟进，但他们也看到"站起来"团队工作的成果，相信"站起来"团队的康复治疗和义肢调整能大幅度地提高他们的生活质量，所以希望"站起来"团队也能为他们提供相应的康复治疗服务。

多年来，"站起来"团队秉持实践人文医学精神的宗旨，致力为地震伤员提供骨科手术、物理治疗、作业治疗与义假肢矫形等全面的康复服务。截至 2018 年 5 月，"站起来"团队赴四川工作约 300 次，接受康复治疗的地震伤员共计 569 人。其中，截肢伤员 269 人，骨折伤员

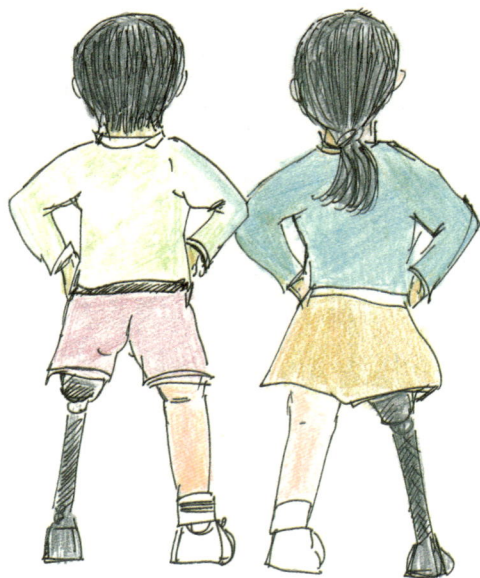

233人，脊柱脊髓损伤伤员67人（部分伤员合并不同类型的损伤）。

除伤员康复治疗外，为了四川能够拥有更多的康复医疗人才，"站起来"团队也开展了人才培训工作，为参加培训的学员提供大量生动的康复案例，寓伤员照顾于培训之中。"站起来"团队获香港特区政府辖下的"支持四川地震灾区重建工作信托基金"拨款资助，设立了"川港康复培训及发展中心"，与四川多所医院及医学院校（如现在的四川医科大学、川北医学院、自贡市卫生学校）合作，培训多专业（骨科医生、康复医生等）、不同层次（医生在职培训、医学本科生、康复方向中专生等）的康复医疗人员，举办各种论坛、工作坊和长期培训课程。同"站起来"团队合办培训课程的院校更增设了康复医学实验室，加强学员对康复仪器的认识及操作。另外，"站起来"团队在举办培训课程的同时，也建立起了四川与全国康复医学交流的网络。

截至2014年，"川港康复培训及发展中心"项目已经全部完成，参加培训的学员突破2 000人次。为了更好地总结培训经验和整理培训资料，"站起来"团队与人民卫生出版社合作，汇编了康复参考书籍和网站资料。经过多时准备，2015年，"站起来"团队与人民卫生出版社合作出版的康复参考书《骨关节医学及康复》正式面世，书中还加入了二维码，让读者通过扫描二维码观看操作视频，这也是人民卫生出版

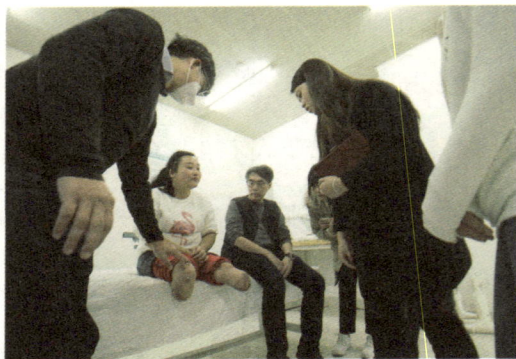

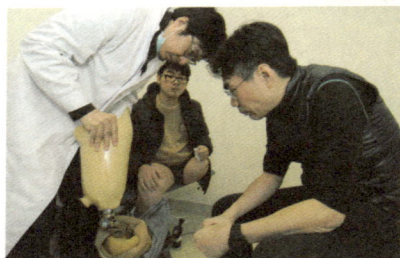

社的一个创新举措。

　　"站起来"公益组织在康复医疗人员培训计划和经验方面取得的成绩得到人们极大的认可。香港中文大学医学院开展"环球医学领袖培训计划"时，"站起来"公益组织也应邀成为其中一个协助培训的机构。于是，"站起来"公益组织带领香港的医学生到内地进行伤员家访及会诊，为参加此项计划的医学生提供接触伤员及实践综合康复计划的机会。

　　2018 年是汶川地震十周年，"站起来"团队有幸陪伴伤员度过了十年的时光，见证了伤员们逐渐康复并融入社区，继而发挥所长的过程。"站起来"团队汇编了部分伤员的故事，在香港出版了《十年如一》和《等一个人》两本图书，以此作为十年工作的记录及见证。希望伤员的故事也能鼓励其他人。

　　"站起来"团队深深相信：人文医学的实践需要长期的努力和众多人员的配合。在众多义工、捐款者、专业人士和伤员们对"站起来"人道工作的支持下，"站起来"团队多年来帮助伤员们减轻痛苦，提高生活能力和质量。而"站起来"团队的工作，也让更多人更好地认识了人文医学的概念。今后，"站起来"团队也将面临更多的挑战，我们会继续身体力行，推广并实践人文医学精神。

我能做什么

何锦华

那●天

那一天，是 2008 年 5 月 12 日下午 2 点 28 分……

那是无比昏暗却酷热的一天，也是让所有人铭记的沉重的一天，更是让数十万人感到绝望和无助的一天。四川省汶川县发生了里氏 8.0 级的大地震，短短的两三分钟内，无数家庭失去亲人和家园。

地动山摇，尘土漫天！

孩子失去父母，父母失去孩子！

妻子失去丈夫，丈夫失去妻子！

时间仿佛停留在那一瞬间，悲哀却在空气中迅速蔓延，哭喊、哀号和呼救声接连不断！

地震后一个多星期，我接到香港中文大学骨科及创伤部门主任陈启明教授的电话，才意识到这场震惊全球的地震灾难是多么令人痛心！

他在电话中跟我说："汶川地震造成了重大的人员伤亡，我们作为骨科康复治疗专业的医生，应该在国家发生紧急大灾害之后全力协助灾民，为他们的康复之路献出我们的所知、所学、所能。"

当时，我正欲迈向个人事业的巅峰，故有些迟疑。

不过，陈教授的这通电话却改变了我一生最重要的十年。

又过了三个星期，我再次接到了陈启明教授的电话。

他说，他成立了一个"站起来"公益组织。

他邀请我前往四川，为汶川大地震的伤员提供义务的康复辅具安装和康复训练，同时还要担负起培养国内康复专业人才的责任。这是需要长期投入的慈善事业。这就意味着，我要关闭自己在香港刚起步的康复工程中心，在很长的一段时间离开我的家人。

那里的人们说的是四川方言，而在过去的半生中，我几乎没有接触过四川方言。那里的饮食以麻辣味道为主，而我习惯了清淡的口味。这意味着我要去一座几乎没有一位朋友且终年少见阳光的陌生西部城市，心里不免忐忑、犹豫和不舍。经过大约两个小时的思考后，我还是决定接受陈启明教授的邀请，决定前往四川灾区，为伤员提供康复服务，并下定了长期留守当地奋战的决心。

我不想做旁观者，更不想只从主观的角度去帮助伤员。

我相信自己有能力帮助那些不幸的伤员，有能力协助他们尽快康复。我可以近距离地帮助他们走出阴影，让他们重拾尊严，开始新的生活。那不仅是出于一个康复工程专业者的责任心，也是作为一个中国人对同胞的一点帮助。

我曾听一位康复医疗的权威专家说："这次对汶川地震伤员的治疗和康复，希望能让国内的康复医疗至少向前发展十年，甚至二十年。"这是一个振奋人心的目标，我很期待有机会见证并亲身参与，为国家康复事业的发展出一分力。

黑雨的旅程

一个星期后，陈启明教授快速组织了一支庞大的义务医疗团队。

6月26日是一个暴雨天，清晨5点30分，我们团队从香港沙田韦尔斯医院准时出发，直接乘坐过境大巴前往广州那几家接收了汶川地震伤员的大医院，为伤员提供医疗及前期康复治疗服务。

我被安排到南方医院工作。

刚走进医院接收地震伤员的治疗区，我就闻到一股浓烈的消毒药水的味道。那是我平生第一次看到那么多的伤员，或卧或坐地挤在那不足三百平方米的治疗区，就像电影里的战地医院。

众多的伤员，有的昏迷不醒，有的伤口不停地渗血……我茫然地环顾四周，稍稍定了一下神，整理好手上伤员的资料，便开始了工作。

我走到一位头发已被剪光的小女孩的床边，问她有什么需要帮忙的，并准备为她检查。当我轻轻地将盖着她的被子掀开时，发现她已被截肢，失去了左腿。她的伤口还在慢慢地往外渗血，纱布上血迹斑斑，她的右腿也是伤痕累累。

从小女孩的面容上看不到痛苦、惊慌或凄楚，她带着可爱而乐观的微笑问我："老师，我还可以再走路吗？还可以回学校学习吗？"看着她真挚诚恳的微笑，我心里并不好受。我只能说："可以……当然可以！只要你耐心地接受治疗、戴上义肢努力地参与康复练习，你一定可以回学校继续上课的！"

那女孩笑笑，用信任的目光看着我，没有一丝恐惧。我询问身旁的护士，才知道原来那个勇敢的小女孩只有八岁！

我在这家医院协助检查伤员，义工护士忙着为伤员清洗和消毒伤口。团队其他专家耐心地指导伤员保持身体各关节的活动能力，以助日后康复。

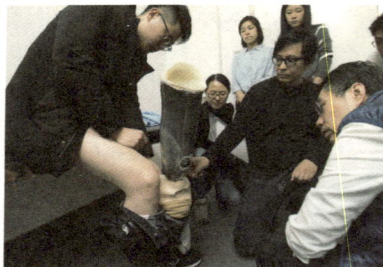

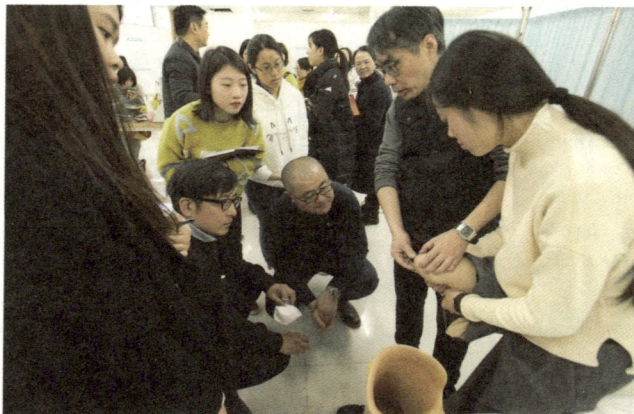

忙碌了十几个小时，当天晚上，我们团队才乘坐大巴返回香港。

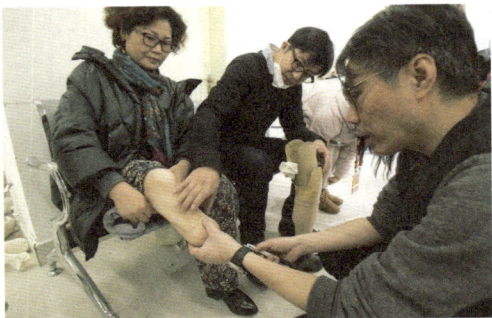

我将疲惫的身躯倚靠在大巴的坐椅上，黑暗的车厢里特别肃穆、宁静。我托着头，呆望着窗外，看着窗外暗黑不清的景物往后快速倒退，不停地思考一个问题：如果仅仅是简单地给伤员送康复辅具、物资和提供有限的康复训练，我们又能帮到他们多少呢？关于这个问题，我一直在寻找答案……

我的承诺

直到一星期后，在一次专家组会议上，陈启明教授问我："如何协助伤员把康复做得更好？"我认真地回答："如果我们决定要帮助这批伤员，那么我们整个团队都要全力以赴！不是我们技术有多好，也不是我们有多丰富的经验，而是我们要群策群力，坚持不懈！"

　　虽然是义务为伤员们提供服务，但是我们要走的路绝不容易。我知道会面对很多困难，也会面对很多旁观者的无端挑剔，如果我们不能坚持下去，那么伤员就会觉得我们在半路上将他们"抛弃"了。就这样，我坚持了十年。

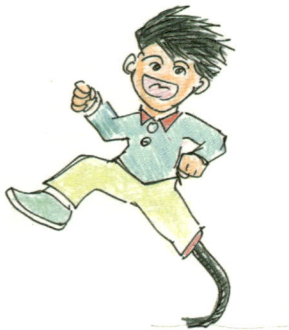

我要站起来

WOYAOZHANQILAI

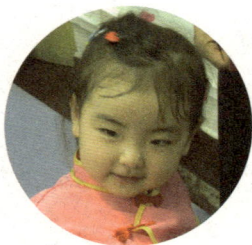

XIAOKAN RENSHENG

笑看人生

——记宋馨懿

　　十年过去，宋馨懿如今已经 12 岁了。或许你会注意到她行走时一拐一拐的步态，但给你留下深刻印象的必定是她脸上常常挂着的灿烂笑容。和其他孩子一样，馨懿活泼好动，和同学们打成一片，也喜欢尝试各式各样的活动。在她身上，看不见地震留下的伤痛，只有生活带给她的快乐；没有过去的阴霾，只有明天的光明。馨懿靠着自己坚定的意志，身边人无私的支持，勇敢地站起来，一步一步走向充满希望的未来，走向更遥远的梦想。

　　地震后的画面，对我们而言，总是不忍回顾的。但对馨懿而言，当年的地震却是遥不可及的，停留在两岁的记忆里，虽然不曾忘记，却也无法详细记起。那个只有两岁、天真烂漫的小女孩，在跟着爸妈去买药的路上，地动山摇的瞬间，天灾改写了她的人生。虽然还未懂事，馨懿心里却知道爸妈已离去，到了另一个世界。当时，清醒过来的馨懿尚未得到救援，身心的伤痛，送到医院后找不到爸妈的焦急彷徨……种种刻骨铭心的情感，到如今在应对别人的提问时已变成平淡和冷静。被问及过去的记忆时，馨懿提及的都是充满快乐的童年时光，地震留下的创伤已日渐淡忘。或许因为当时年纪还小，或许因为时间能抚平伤痛，虽然地震给她的身体带来的伤痕仍在，但她却用意志跨过沉重的记忆。偶尔翻看照片，即使仍会记起某些零星的片段，馨懿也是勇敢地面对自己的过去和现在。

地震后，馨懿在四川大学华西医院地震伤员中心接受治疗，失去了双亲的她现在由养父母照顾。在回成都前，馨懿在南京装了义肢。只有三岁的她，以令人敬佩的意志，很快就学会了步行和上下楼梯，那幼小的身影里透出的是坚强。在馨懿尚未完全掌握义肢的使用

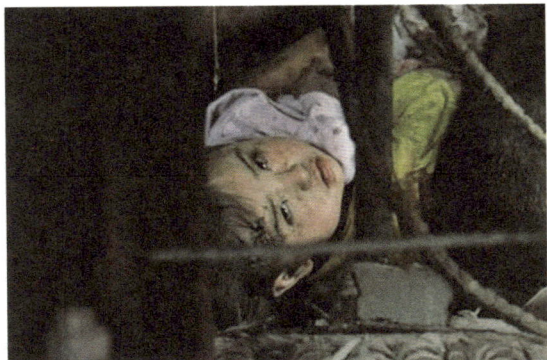

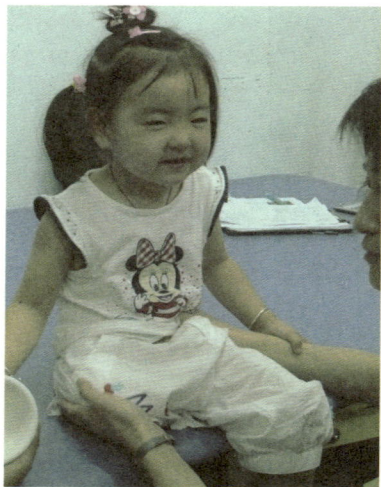

方法时，总是险象环生。每次身边的人上前帮忙，她都会拒绝。她靠着自己的努力重新站起来，继续练习。我们专业团队对她进行步态训练后，她对日常起居甚至外出旅游，已能应付自如。面对生活的挑战，馨懿从来没有退缩怯懦过。她坚定的脚步，在人生的路上愈走愈快。这种不屈不挠的精神，让认识这个小女孩的人不得不由衷佩服。康复后的馨懿回到成都，在金苹果幼儿园和棕北小学顺利完成学业。如今的馨懿已是一位亭亭玉立的初中生了，在新学校享受着多姿多彩的校园生活。

每个人都有一段故事，但不是每个人都知道他人的故事。在学校里，馨懿的走路姿态也曾遭到男生的嘲笑。他们只看见了馨懿的伤，却忘了去抚慰她背后的痛。幸好人生的路上总有人与我们同行，不少老师、同学对馨懿特别好，什么事都会主动帮忙，也会在馨懿上下楼梯时扶着她。

馨懿最喜欢的老师是教授语文的李老师。李老师特别关心馨懿，馨懿也特别喜欢上语文课，希望将来写出优美的文字成为音乐填词人。馨懿也有一般学生的烦恼，不喜欢数学。可是只要遇上有趣的课程，馨懿也会展现出童趣的一面，她会笑着指向心理健康课性教育知识的"少儿不宜"，称呼教科书为"小黄书"。这大概也是不少人的校园记忆吧！纵然面对繁重的学业，馨懿还是享受着"不识愁滋味"的少年时光。

馨懿喜欢音乐，除了想学填词，还想学习编曲，当一名唱作歌手。可是问及她将来的志向时，或许因为小时候的经历，她又想成为一名医生。现在还在探索生活的她，也不急着做出人生的选择。我们以为喜欢唱歌的她会积极参加比赛，可是她却幽默地说，虽然有时候会参赛，但有时候也会因为懒惰而不想参加，有时候会因和朋友玩耍而忘了报名，言谈间透露着纯真。确实，对于馨懿这个年龄的孩子而言，玩乐比任何成就都重要。成年人总把玩乐看作怠惰学业，却忘了只有通过玩乐，孩子们才能建立人际关系，得到支持自己的朋友，探索未来想走的方向。

关于旅行，馨懿仿佛有说不完的话。暑假刚过，馨懿从迪拜回来。

跟着养父母的朋友参加旅行团到迪拜旅游。馨懿高兴地谈论着那里炎热的气候和当地的景点，还讲述着他们在沙漠城堡里观看的《阿拉丁与神灯》。对馨懿而言，在真实的环境中体验童话故事里的情景是很独特的经历。馨懿还分享了自己在亚特兰蒂斯酒店海底乐园触摸海豚的经历，自拍了很多照片，她说只有自拍才能拍到自己最美的一面。馨懿总是能感受到生活中的快乐，比如飞机上看电影就足以让她忘掉旅途的劳顿。

馨懿热爱旅行，但对她最重要的还是身边人的陪伴，陪伴让她感到亲切和温暖：李老师陪着她参加朗读比赛，张老师请她在体育活动时间到图书馆当老师的小助手，她很开心；她顽皮的时候养父母会批评她，但馨懿还是能感受到他们的爱……人们以不同的方式表达对馨懿的关爱。

仿佛从馨懿的口中我们总能听到振奋人心的励志故事。人们问及她对面对困难的人有何寄语时，她的话语极其朴实："如果把大学'熬'过去了，就可以放松一下，玩一两年，然后开始找工作。只要把这几年坚持下来，就可以有更多的时间去玩。"她还特地为自己用了"熬"这个字道歉，大概是觉得这个字好像有点负面。然而，她却道出了自己对人生的一些领悟。的确，我们不可能跨过生活中的每一道坎都是轻轻松松的，需要咬紧牙关翻越很多看似不可逾越的"高墙"，然而只要坚持，生活还是会变好的。馨懿清澈的眼眸里，充满着对明天的希望。风趣的她教弟弟妹妹们应对不喜欢的科目："因为我不太喜欢数学，上课之前不预习，上课时就会认真地听，会把注意力都投入那节课的内容里面。"其实，生活也不要求我们事事都认真，在适当的时候要一心二用，让自己有喘息的空间，才是应对困难最好的状态。我们常常追逐成就与功名，却忘了让自己过得快乐。

一个人有一个人的故事，一个人有一个人要走的路。有时候身边的人不懂你的痛，但不代表我们没有足够的力量去渡过难关。生活为馨懿带来了障碍和挑战，她却用坚强的意志站起来，走了那么远的路，梦想去更多更

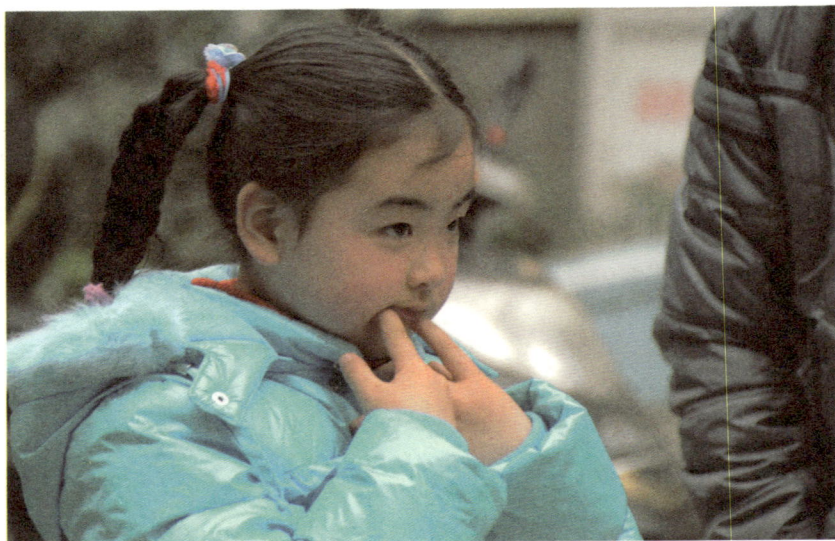

远的地方。只要坚持，我们就能展翅飞翔。我们都有弱点，都有不足，都有难以言说的困苦。面带微笑，所有的困难都能一一克服。让人们记住你的笑脸，播撒欢乐！

多年以前的一场天灾将我们和馨懿联结起来，并肩走过了一段漫长的旅程。看着馨懿日渐成长，克服人生困难的意志愈发坚定，我们感到欣慰。

罗尚尉

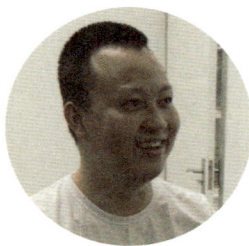

RENZHONG DAOYUAN

任重道远
——记代国宏

北川中学的代国宏，猛然看见四周墙壁在一瞬间出现了几道一米多宽的裂缝，头上的灯和天花板坠落到自己的身边，双腿被裂开的地板紧紧夹住……就是这个瞬间，改变了代国宏的人生轨迹。

生存，或许是上天的意志。要活下去，代国宏挣扎求生，靠吮吸雨水和自己的血液，他一次次苏醒，又一次次昏睡，无奈地面对周遭的苦况。在漫长的救援等待中，代国宏看不到同桌在哪里，只能听到他的声音。他拼命用自己还能动的左手扒开旁边的泥土，想抓住同桌的手，然而他俩的手只能触碰到那么一点点。他们互相鼓励，坚持下去，直至他听到同桌跟他说："代国宏，你出去之后，一定要告诉我爸爸妈妈，我非常想念他们。你出去之后，完成了自己的梦想，还要记着代我们做一

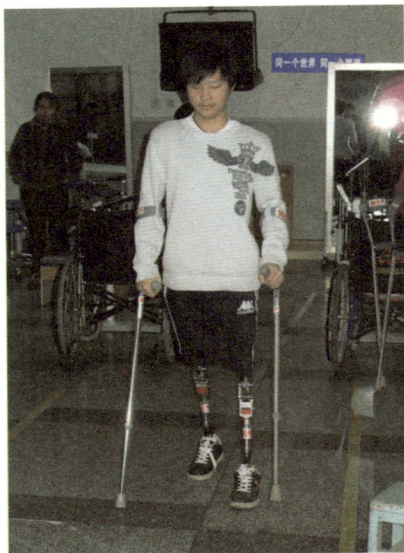

些有意义和有价值的事情。"

不久，同桌便没了声音。

被救出去以后，代国宏的双腿要截肢。他曾经是全家走出大山的希望，然而那一刻，他害怕成为家人的负担。

但他没有放弃，他不允许自己如此悲哀地过完一生。每一次手术，他都跟自己说，要活下来，要去完成许许多多尚未完成的使命。他说："天花板掉到那个位置不是无缘无故的，是上天给我留了一线生存的空间。"他坚信上天让他活着，是要他去完成一些"有意义""有价值"的事情，他称之为"任务"。

有了这份坚持，再加上我们为他安排的康复练习，他的身体恢复得很好。我第一次见到代国宏是在重庆，我们很快为他安装了义肢，并对他进行了一系列的物理治疗。"在西南医院，当时是何锦华老师和另一位护士给我支撑，让我站起来。我全身都在冒冷汗，稍一松手就会倒下去。但是那一刻我又觉得特别兴奋。"体重只有五十多公斤的他，单薄、瘦削，忍受着装上义肢的痛楚。但是仅仅过了两个月，他就完成了基本的康复过程，靠的就是自己能重新站起来的信念。代国宏说，他早在 2014 年就完完全全接受了自己没有双腿的事实，也在心里接纳了自己身体上的残缺，认定没有双腿的自己也可以在社会上创造价值。既然心中那道鸿沟已经越过，怎么可能迈不过肉体上的坎呢？渡过眼前的难关，等待他的，便是使命。

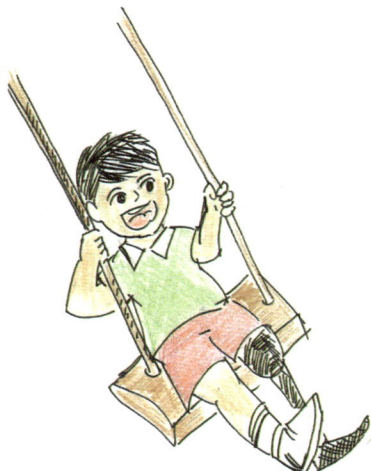

或许是巧合，或许是上天的安排，代国宏在网络上看见一篇文章，一则寻母启示，一个熟悉的名字。刹那间，一种难以名状的哀伤在他的心底蔓延。十年过去了，他政治课老师的女儿还在苦苦寻找母亲的线索，也许只有代国宏一个人知道老师究竟去了哪里。

当天，他便发动亲朋好友寻找老师的女儿。2017 年 5 月 2 日，代国宏到老师女儿的学校与她见面。他们在教室里聊了很长时间。"我发了一段话给老师的女儿：'我们要释然，要学会放下。'我想这也是一个开始。然后我还发了一条微信给天堂的老师：'她很想你，她也很像你。我听她在台上讲课，感觉像是你在讲课一样。'"我不知道代国宏说这番话时究竟怀着怎样的心情，但我们都清楚，他眼前的这位女子，多年前跟随母亲到他们学校的小女孩，今天却像当年她母亲一样在讲台上课时，他一定也回忆起从前那个再平凡不过的高中生代国宏。过去的，已不复来，往后，他还有他的路要走，还有他的任务要完成。

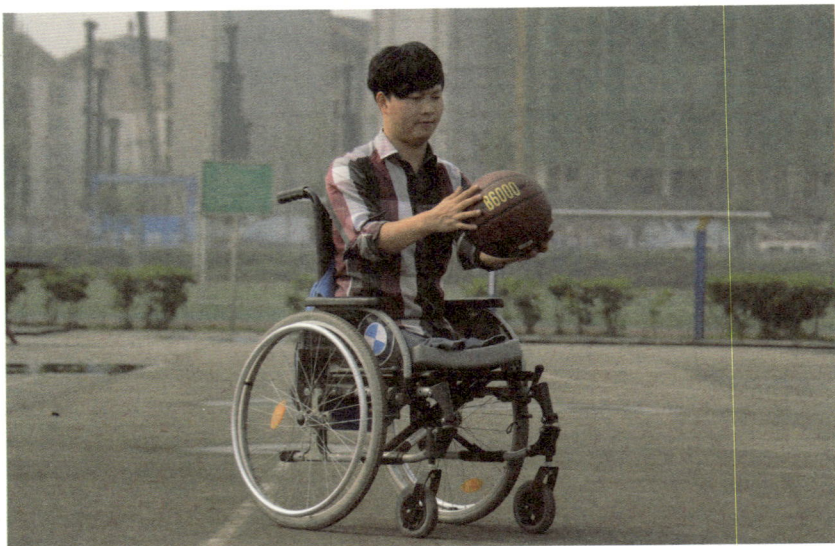

身为北川中学少数灾后生还者之一，他仿佛听到一种呼唤，觉得自己担负着一项重大的使命。见过老师的女儿以后，他陆续找到了其他死难同学的家长，其中包括同桌的妈妈。代国宏安慰他们，帮助他们排遣心中的忧伤。

"我只是想让他们知道自己的孩子非常优秀。让他们看到我在努力，我今天能做得这么好，他们便可以相信要是他们的孩子还在的话，也会跟我做得一样好，能够做很多有意义、有价值的事情。如果他们愿意，我当然希望他们能把我当成他们的孩子，我也对天上的兄弟们说：'你们没能尽的孝，我来尽。'"

与此同时，代国宏也在不断地充实自己。"6""365""8 000"对代国宏而言是最重要的三个数字：6年，每年365天，每天8 000米。于是，6年里，他累计游了9万多米。正是这份坚持，让他走上了体育之路。

代国宏康复期间，恰巧中国残联正在选拔运动员。我们积极为他联系残联和体育院校，组织地震伤员一起去参加选拔。代国宏平日认真进行康复训练，康复情况较好，顺利入围。他在云南接受了两个月的训练，参加了一次比赛。这次经历让他发现自己对大海极为向往，于是，第二天他就和两个好友背起背包去了青岛。三人一路上遇到不

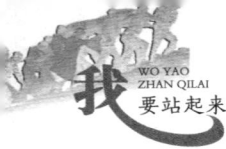

少困难：出租车拒载，酒店没有无障碍设施……然而他们最终还是完成了这次旅行。代国宏颇有感触地说："能走多远不是由腿决定的，而是由心决定的。"

就是这次旅行让代国宏找到了自己未来的方向，他爱上了游泳。"在水里我不需要轮椅，不需要拐杖。我可以依靠自己的力量决定前进的方向和目标，这是我一直在寻找的。"就这样，他成了一名运动员，每天坚持训练，有的时候一整天都在练习，只有在吃饭的时候才稍事休息。有时候实在是太辛苦了，代国宏也会流泪。但无论多么辛苦，他从没有产生过放弃的念头。

"6""365""8 000"成就了他——他获得了全国游泳冠军，并在2014年打破了全国纪录。"颁奖的那一刻，我拍拍胸脯，手指天空，因为我看见了天堂里我的兄弟、我的老师！我想起母校北川中学，在新校园建好后的开学典礼上，我把我的第一块金牌献给了母校。我想对学弟学妹们说，我们都要坚强勇敢地面对人生，用行动感谢那些曾经帮助过我们的人。"自始至终，代国宏都坚信，是生命中每一个人的帮助，让他这样发光发热。

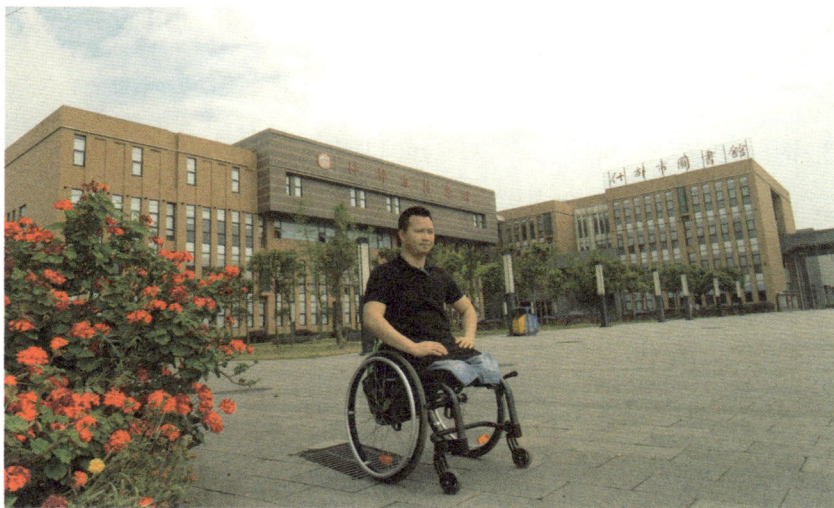

　　从游泳队退役后，代国宏开始接触体验式生命教育。他参加了各种类型的体验活动，如义卖、生死教育等。他更加深刻地理解生命的价值。于是，他又将这些体验带给不同的群体。

　　"我们会借用身边的人做例子，游泳队中有的人眼睛看不见，有的人没有手。为了让学员亲身体验，我会请一位学员戴上眼罩，然后让他上一趟卫生间。我又问另一位学员今天刮胡子了吗，他说刮了，我就拿起一把刮胡刀，让他不用双手再做一遍。平常生活中你认为很简单的事情，在这个体验过程中，学员会经历很多内心与行动上的挣扎。"代国宏相信，这些体验让年轻人明白自己有多幸运。

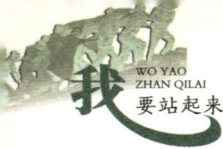

除了兴趣和工作，代国宏也收获了爱情。2013年，他出发去香港的前一天，准备请教练和干妈吃饭，教练临时有事来不了，恰巧干妈的女儿带了一位女性朋友过来。后来，代国宏爱上了这个女孩。女孩家在七楼，没有电梯，代国宏每次到她家楼下，要先套上塑料袋保护身体，边上楼边数台阶。当数到第102级台阶时，他就敲门，告诉女孩他会给她幸福。在代国宏的追求下，女孩成了女朋友。代国宏也用行动向女孩的父母表示，他绝不会成为他们女儿的负担。两人终成眷属。

如今，代国宏生活幸福。每一天，他都在做自己认为有意义的事情；每一天，他的身边都有一群好友陪伴；每一天，他都和自己的爱人过着简单快乐的生活。在经历过人生的起伏后，代国宏感触良多。他希望大家明白，只要活着，就有机会去做有意义的事情，这样的幸福足矣。

罗尚尉

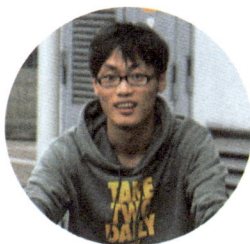

BUNENG FANGQI

不能放弃

——记龚桂林

回忆起那一日，没有惊天动地的先兆，也没有压在心头的不安……

那一天，龚桂林如常上学，和所有中学生一样面对读书和考试的压力，正忙于准备高考，也在谋划自己的未来。龚桂林至今还记得那一瞬间是如何改变他的一生的。

突如其来的地动山摇，让他感到天旋地转。四周一片混乱，大家慌忙往外跑，他也在跑。突然间一块预制墙板坍塌下来，重重地压在龚桂林和其他三位同学的身上，一瞬间就夺去了那三位同学的生命。龚桂林的双腿被压着，无法动弹。

最让龚桂林受不了的，不是飞来的横祸，也不是身不由己的无奈，而是面对他的亲人。家人已经赶来，父亲接受不了残酷的现实，瘫坐在

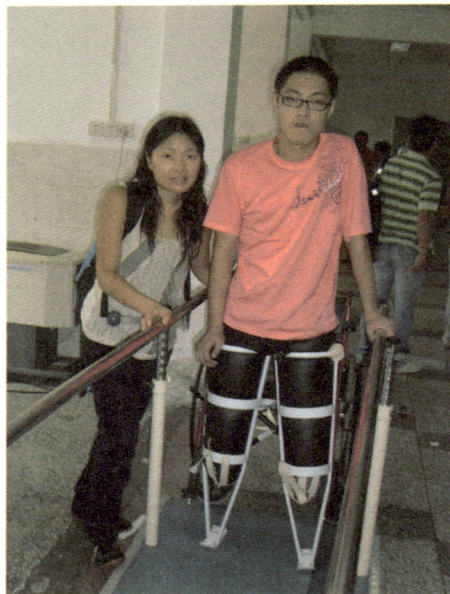

地上。即使余震不断，也阻挡不了亲人带着食物来探望。他没有想太多，没有考虑以后该怎么办，也没有想自己能否活下来，只是希望亲人赶快离开他，远离余震可能带来的危险。

一阵晚风吹来，他的身子不停地哆嗦。这是无眠的一晚，只有颤抖的心扑通扑通跳个不停。

挨过漫长的一夜，家里人找来救援战士，经过一番努力，终于把龚桂林从废墟中救了出来。当时，家人准备把他送往成都救治地震伤员的医院，但虚弱的他在路上不断吐血，面对这种境况，母亲甚至想放弃，只希望儿子能少受一点痛苦。

然而，父亲选择继续坚持下去，不放过任何一次机会。面对残酷无情的现实，父亲只说了一句话："只要有一点希望，都要救！"

龚桂林被送到医院后，虽然接受了多次清创手术，但最终一条腿还是保不住。手术后，母亲一人留在病房，把这个噩耗告诉了龚桂林。

得知自己失去了一条腿后，他想："反正还有另一条腿，还能接受。"然而，无情的现实还是跟他过不去，一位来自北京的专家说，他的另一条腿可能保不住，也要截肢。

接二连三的噩耗，让龚桂林再也乐观不起来了。那一刻，他哭了。

看着儿子的泪水，父亲再也撑不住，也哭了。两条腿，就这样都失去了，永远失去了。

康复的路上，充满了痛苦和煎熬。没有一蹴而就的进步，也没有鼓舞人心的消息，有的只是一次次痛苦的尝试。

截肢以后，我告诉龚桂林，待安装了义肢，就可以再次行走了。他兴奋地做了取模。他设想以后就不用再躺在病床上，终于可以重新做一个普通人了。

龚桂林满怀希望地去了义肢厂，美好的明天触手可及。奈何，虽然义肢是准备好了，也妥善地安装了，但龚桂林却走不了路。只穿了五分钟，双腿阵阵剧痛，大腿下面的部分肌肉被压成了紫色。重新走路的渴望，在痛楚的攻击下慢慢磨灭，他终究还是放弃了。

多么的无奈，眼前虽有重新站起来的机会，但龚桂林却有心无力。

每一步都是那么痛，每一步都仿佛在提醒他："你不再是一个正常人了，你不可能再走路了。放弃吧！"

不可能再走路了，放弃吧！

但龚桂林还是深深惦记着他的亲人：当自己被压在废墟下的时候，七十多岁的爷爷奶奶为了救他，一碰到救援队就跪下来求他们帮忙。爷爷奶奶为了他，再辛苦也不怕，家人为了他，再危险也不怕，现在他能放弃吗？他有放弃的理由吗？

纵使是放弃了，他还可以做什么？难道就待在家里什么也不做了？难道他能够忍受自己从此就没有"以后"了？

原来最可怕的，不是见证了死亡，不是没有了双腿，而是把往后的人生都放弃了。那一块预制板压倒的，不只是一双腿，而是整个人生。

面对一次又一次的艰辛尝试，龚桂林无数次想放弃，毕竟可以找到的借口太多了。为什么那场地震没有直接夺去他的生命，而是残忍地要他继续忍受折磨？为什么要给予他重新站起来的"假希望"？为什么要他背负这些重担？

面对这些问题，他最终选择了坚持。因为龚桂林明白，他不再是为自己而活，想起逝去的同伴，他要把他们还没来得及展开的人生一并精彩地活出来；望着深爱自己的家人，他需要用自己的一生去报答，更要把他们的爱传递下去。他的未来、他的生命，不再只属于他自己。他深深地感受到，放弃自己就意味着放弃许多人的爱。

也许有千千万万个放弃的理由，但这一个信念，却足以让他坚持下去，活出精彩的人生。

自从他调整好心态，接受逆境就容易多了。即使不断受到义肢的折磨，即使痛得汗流浃背，他也没有放弃。他不停地练习，跌倒了就重新站起来，拄着拐杖继续走下去。那时没有什么康复中心，昔日的家也变成了一片废墟。龚桂林只能在一片瓦砾中练习行走，在一片荒芜中艰难前行。走累了，他就在炎热的帐篷里休息片刻。

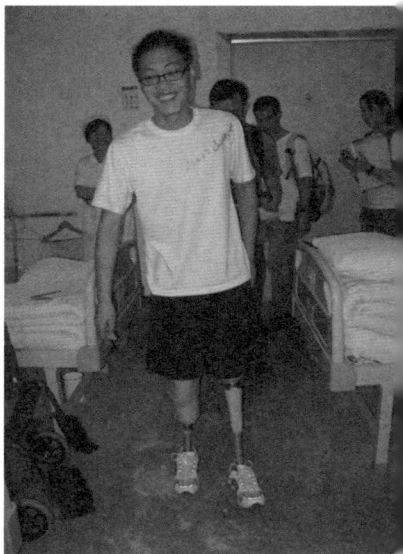

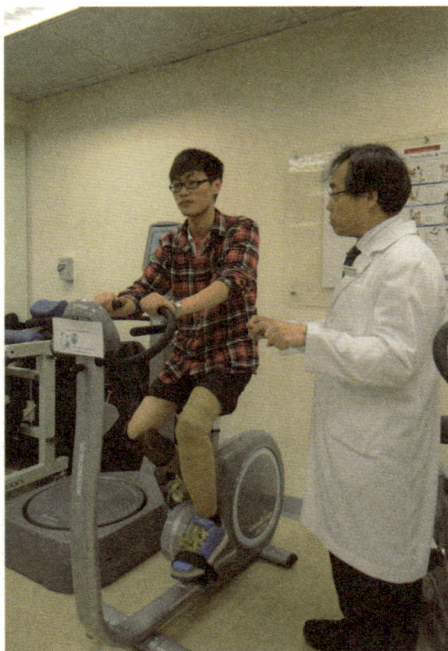

也许命运之神还没有那么冷血，又或是他的诚意终于感动了苍天，幸运的他终于被送到四川省人民医院接受康复训练。在康复的路上，纵然充满了痛苦煎熬，但他以顽强的毅力打破了命运的枷锁。

在龚桂林康复的过程中，我们为他更换关节更灵活、更适合运动的全新的义肢，他仿佛重新见到了曙光，兴奋不已。

希望被重新点燃，便再也不会熄灭。龚桂林再也不需要承受那难以言表的痛楚，不必再每走一步都要咬紧牙关，也不再需要拐杖了。

慢慢地，义肢成为他身体的一部分，他的行动和常人无异，虽然速度慢一点，但是常人能做的，他也一样能做。锻炼了一段时间后，他甚至可以骑自行车了。获得重生的龚桂林，开始对义肢产生兴趣，我们也乐意让他到我们的工作室接触和学习义肢的制作。

在大家的鼓励下，他重新投入学习，积极找工作。然而，事情并不一帆风顺。和其他残疾人士一样，每当他提及自己的身体状况，招聘单位都不会考虑录用。终于在一个残联的招聘会上，他得悉城北医院正在招聘，便主动向医院咨询康复科的职位是否招人，而他的条件正好符合医院的需要。机缘巧合，他开始了在城北医院的工作，一直工作到现在。

龚桂林面对逆境的态度，值得我们学习。人生不可能一帆风顺，难免有陷入低谷的时候。"命里有时终须有"，我们无法避开困难，却可以用乐观的心态去面对。

诚然，身处低谷时我们会觉得痛苦、不甘，但总要相信，穿过低谷就能爬上云端。只要你走过黑暗，终将迎来黎明的曙光。如果选择放弃，就只有失败。

遇到困难时，我们会钻牛角尖，望着四周一片漆黑，也会感觉手足无措。龚桂林用他的经历提醒我们，面对困难应该多与他人沟通，交流

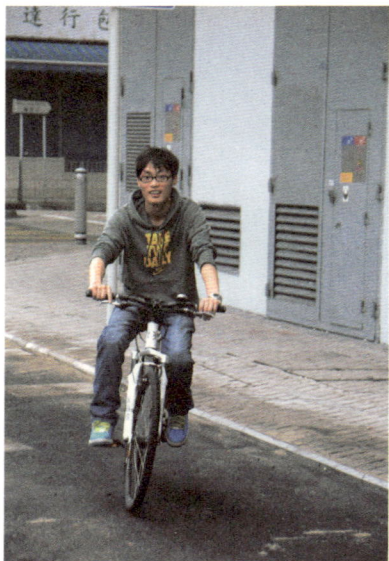

多了，解决的办法也会随之而来。不要怕把自己心里的感受说出来，不妨让亲人看到自己脆弱的一面。我们需要表达自己，才能真正认识自己、接受自己。

回首这段时光，没有石破天惊的转折，也没有荡气回肠的情感，只有龚桂林简单的信念和他顽强的精神。

罗尚尉

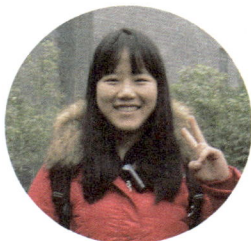

YUZHONG QIWU

雨中起舞

——记刘敏

　　汶川地震发生时，刘敏不过是一个 15 岁的高一女生。如今的她 25 岁，正在南京大学攻读法学硕士学位。她浑身散发出坚毅的力量。昔日地震的阴霾，掩不住她言谈间流露出的自信和开朗，更挡不住她眼中散发的光芒。

　　当年地震发生时，老师和学生们正在上课。突然一阵剧烈的晃动，众人脑中一片空白，不知如何是好。刘敏很快就反应过来，应该马上逃出教室。她先跳到桌子上，却因摇晃得太厉害，又跌回到座位上。她再次跳起时，桌子倒下。她幸运地掉在了桌子和椅子中间，桌子和椅子帮她挡住了一些坍塌物。但是，一位倒下来的同学却压在了她身上，同学一百多斤的体重压得她呼吸困难。

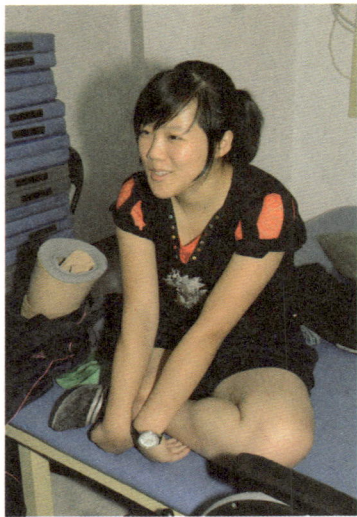

刘敏被救出来以后，右大腿因长时间受压，必须截肢。同时，因腹部受压，肾功能衰竭。她伤势严重，赶到医院的妈妈差点儿没把她认出来。但是，相对于班中半数在地震中身亡的同学，她算是幸运的。

经过一轮治疗，康复后的刘敏回到北川中学重读高一。由于缺课太久，成绩不理想，她自己也因不适应装配的义肢而无心学习。她加入了四川省游泳队，也很快放弃了。

刘敏身为少数在地震中生还的幸运儿，自然成了大家关注的对象，老师也特别关照她。高一时，如果她在早自习时来得很早，班主任就会表扬她，并对其他迟到的同学说："你看，你们迟到好意思吗？刘敏都能早到。"即使刘敏迟到了，班主任也会安慰她说"没关系"。跟其他经历过地震的同学一样，灾难过后，她认为再没有什么比活着更重要的了，但对于未来，她却没什么期盼，每天得过且过。

高二那年她人生的转折点出现了。高二分班时，她因语文基础好，进了精英班。不过她对自己没有太高的要求，即使考到全班倒数第三名也不太在意。有一次，她早自习迟到了，分班后的新班主任要她在教室门口罚站，站了一整堂课的时间。当时刘敏对新班主任心怀不满，她想：凭什么让我罚站？凭什么不照顾我？新班主任在刘敏早到时不表扬，迟到要罚站。慢慢地，罚站多了，她才认识到自己的错误。迟到本来就是自己不对，自此以后，她再也没有迟到过。

然而，即使她没有再迟到，可也没多花时间在学习上。她还去参加了吉他队，平日里课后也不复习。有一次，班主任把她叫到办公室，劈头就问："你有没有想过当这些镁光灯都熄灭后，你以后的人生靠什么过？"

班主任的话如当头棒喝，让刘敏顿时醒悟：无论经历过什么，都已经过去了。她不能总是沉浸在地震中，不能老躲在悲伤中不走出来。毕竟未来还得靠自己，没有人能替自己活下去。她需要有梦想，需要为梦想而奋斗，未来才会美好。她认真反思，也尝试过走体育这条路，但觉

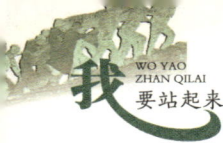

得并不适合自己；要是还不努力读书的话，就无路可走了。自此以后，她发奋学习，甚至走路、吃饭时都在学习。她没有双休日，每天只睡五个小时。她怀揣梦想，要考入一所很好的大学。有时，即使很困了，她也会咬咬牙、掐掐自己，打起精神。终于，她花了一年时间，便在高二期末时考到了全年级第五名。由于她高一时成绩不是很好，所以高三那年，她既要补高一的功课，又要学习高三的新课。经过努力学习，她如愿进入自己心仪的四川大学法律系就读。

上大学以前，刘敏对法律的概念很模糊。学习各大法系后，她才发现不是所有问题都能通过法律解决，而且，要完善法律，还有很多事情要做。深入接触法律后，她认定自己未来的学习将侧重于法理研究，研究理论更有意义。现在，她已进入硕士二年级，未来有可能会攻读博士。

在大学里，刘敏没有以地震伤者的身份自居，希望别人关照自己。相反，她担心同学会被脱下来的义肢吓到。因此她每次在宿舍脱义肢时，心中忐忑不安，总会先告诉室友们："我要脱义肢了，你们不要害怕！"后来大家习惯了，也就无所谓了。

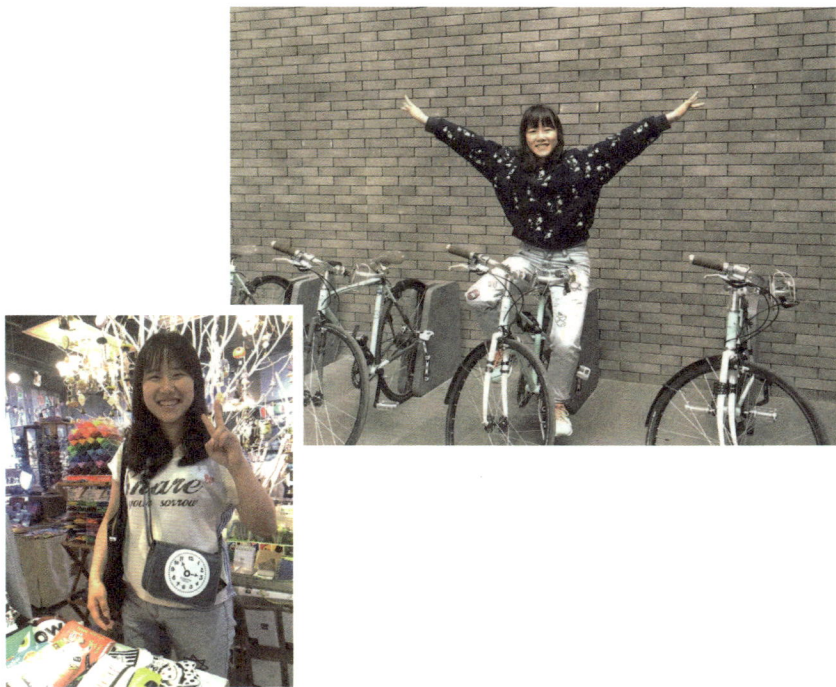

我问刘敏对面对艰难而不知如何走下去的人们有什么鼓励的话。她
对此领悟颇深，她说："我读小学的时候，老师告诉我读初中之后就轻
松了；读初中的时候，老师说好好读初中，考上高中后就轻松了；而高
中老师说让我们好好读书，考上大学就轻松了。"结果，读到现在，她
发现人生没有哪个阶段是轻松的。这是因为如果现在轻松了，那么工作
的时候就没有真本事。现在努力读书，相对于没有读书的人而言，可能

就会找到一份薪酬更高的工作，也有更多机会去选择自己的路。刘敏引用了龙应台在《亲爱的安德烈》中的一句话："好好读书，不是为了别的，只是为了能够选择自由，自由能带给你快乐。"知识是无形的资本，要努力学习才能够拥有，而这资本能给人带来选择的自由。

刘敏坚定地说："现在碰到压力时如果不努力排解，任凭自己陷入痛苦和绝望的深渊，那以后也会依旧行走在深渊里。如果你努力爬出来，改变现状，未来就会不一样。"

对刘敏而言，她的人生哲学就是做好自己，活好每一天。她容易知足，只要能像现在这样，自由自在地行走，身体没有疼痛，可以和朋友正常交往，过着平凡的生活，就很开心了。尽管曾遭遇厄运，她却不自怜，不期待他人给自己特殊待遇。当谈起如何面对逆境时，刘敏表示，谁都没法预测下一秒会发生什么，但只要我们拥有良好的心态，或者找到消除压力的办法，就能减轻痛苦。

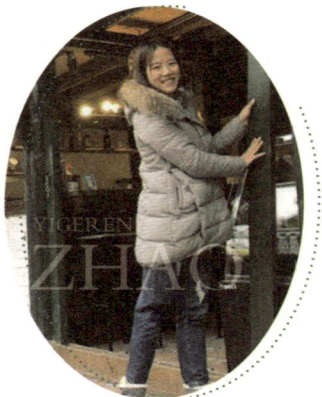

她分享了自己的座右铭："Life isn't about how to live through the storm, but how to dance in the rain !"这句话正是她人生的真实写照。人生

Life

isn't about how to live in the storm,
but how to
dance in the rain!

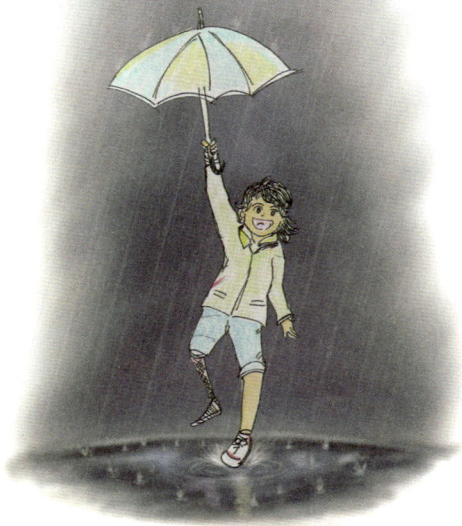

中的暴风雨会　　　　　　　　　　　　　　不请自来，

坎坷也会接踵　　　　　　　　　　　　　　　　而至。但

是如果学会　　　　　　　　　　　　　　　　　在暴风雨

中舞蹈，人生　　　　　　　　　　　　　　　也就不会有那

么多的挫败感！

　　对很多人而言，地震是一场异常猛烈的"暴风雨"，它足以让经历过的人一生畏缩在阴霾之中，不敢迈步向前。所幸当时被"暴风雨"打击的刘敏，最后也活出了她的精彩。如今，她是一位真正践行自己座右铭的女孩，是一位在风雨中尽情舞蹈的女孩。

罗尚尉

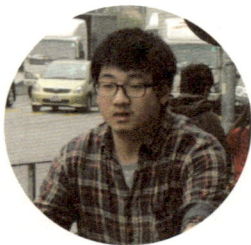

CHENGXIAQU

撑下去

——记廖波

当时地震震动非常大，地动山摇，仿佛一切都要被吞噬。那个时候，人人都害怕，但廖波却觉得没什么大不了的。虽然孤单的感觉缠绕在心头，眼前被无尽的黑暗淹没，但当听到朋友的声音和支持的话语后，他想："我的情况是最差的，撑下去应该不难吧。"

当时，廖波整个人被压在一大块预制板下。那块预制板看起来并不是很重，可就是无法挣脱。旁边的人想帮忙，也帮不了。廖波就这样在废墟中躺着。

"撑下去应该不难吧！"

地震来临时廖波正在上课，整栋教学楼塌了，他没能逃出来。无数的生命被砖头、瓦块和漫天的尘土湮没，让人绝望。

那一刻，整个城市一片死寂。廖波未能感受到这一切，也没人来告诉他这一切。没人知道谁最终能幸免，也没人忍心把真相告诉他。

同学只告诉廖波："救援的车子马上就要到了，你很快就可以出来了！"哪想到这些童话般的谎言，竟给了廖波希望，坚定了他的信心，也拯救了他的生命。

廖波事后坦承，如果当时知道外面的情况，知道根本没有把握会有救援车来救他的话，也许他会放弃。的确，有时候这样的谎言能够维持我们求生的意愿，让我们暂时不去面对残酷的现实。是"说谎"的人肩负起了他人承受不了的苦难。同学自己心急如焚，又不能让廖波感受到。谁会想到在那充满自信的笑容后面，隐藏着多少担忧和恐惧。

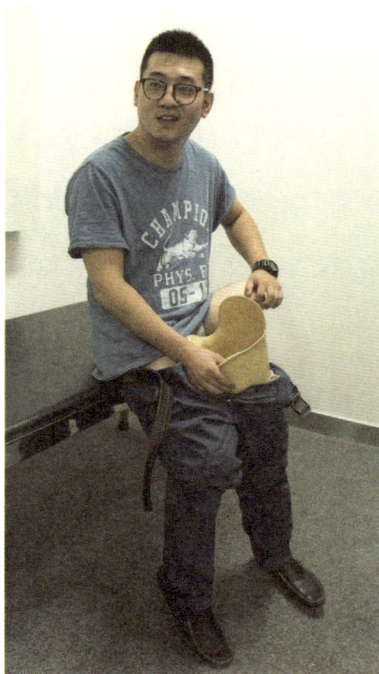

一次又一次余震袭来，同学并未躲避，他要用行动告诉廖波，一切都在掌控之中，不用担忧和害怕。他拿了一袋水，站在摇摇欲坠的碎石上喂廖波喝，继续等着那不知道何时能来的救援队。

第二天临近中午的时候，救援队终于来了。廖波被救出时已经失去了意识，被送到重庆的一所医院，一路上迷迷糊糊，少有清醒的时候。父母也从广东赶到了，一直陪伴着他。

半个月后，廖波才坐起来。他一睁眼，便看到右腿已被截肢，剩下粗大的疤痕。也正是在这时候，我们为他配置了一副灵活的义肢。金属是冰冷的，却给廖波的生命带来了温暖。

2009年，廖波回到学校重读高一，同样的年级、同样的课程，却有不同的身体、不同的想法。老师们原以为廖波和同样经历过地震的同学应该已经成长了，会更努力地读书，奈何实际情况却并不如他们所愿。

这一群学生经历了地震，的确成长了，但所谓"成长"不是懂得加倍努力，而是在这次意外中明白了生命的无常。在老师的眼中，学生应该把所有的精力都投入学习中，哪怕只是课间休息五分钟跟同学玩耍都是浪费生命。然而，对死里逃生的廖波而言，这休息的五分钟，随时会是他人生的最后五分钟，下一刻可能不由自己主宰。生存在世上，就要好好享受生命，能开心一点就让自己开心一点，他认为"人生得

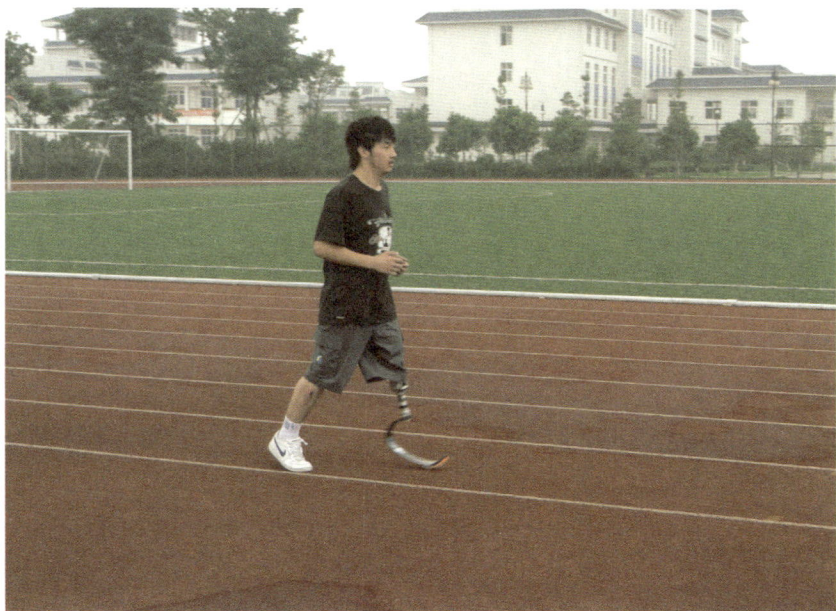

意须尽欢，莫使金樽空对月"，才是真正的豁达。

廖波考上了心仪的四川理工大学，就读机械专业。谈起大学生活，最让他依依不舍的，是大学宿舍。虽然他的身体状况和别人有所不同，但同学没有以另类的眼光看他。室友们没有把他看作是残障人士，也没有刻意去照顾他，反而是把他当作好朋友，有需要时才去帮忙。

在这样的环境里，廖波也没有遇到太大的困难，很快就适应了大学生活。大学生活很快就结束了，进入社会，离开大学那一群友善的同窗，他面对的是另一个世界。

在大学的时候，有一家公司到学校招聘。这份工作的地点在广东，正好父母都在广东生活，廖波于是便和同学一起申请面试。在最初的两次面试中，廖波都表现不错。但在最后一次面试时，廖波把自己的身体状况如实告诉了面试人员，之后便再也没有消息了。后来得知，廖波的其他同学全部都得到录用，只有他被拒之门外。

廖波继续努力，准备了二十份简历，寄出十七八份，奈何完全没有回音。他抱着乐观的态度，不放弃，也不怨天尤人。他想每家公司都会录用最合适的人，也不一定是他的身体问题，可能只是因为他不是最合适的人选。

"皇天不负有心人"，经历了一个月的挫败，廖波终于在成都找到了一份有关知识产权的工作。进入新的环境，廖波适应很快。

安装了义肢，廖波平日走路总是一拐一拐的。同事们以为他刚受了伤，还不停关心询问，解释清楚后，他们再也不问了。这里的工作环境也让廖波感到温暖，他仿佛又回到了以前的大学生活。

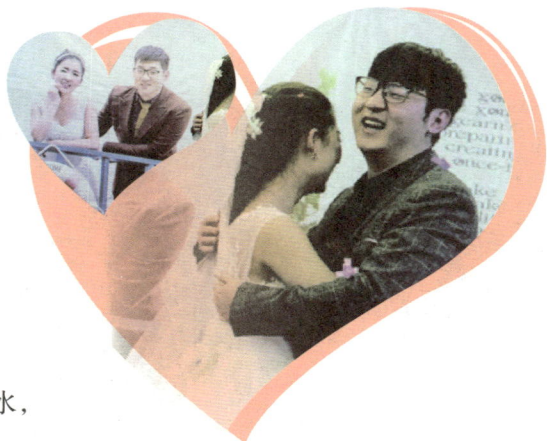

廖波工作上顺风顺水，
此时幸运之神再一次眷顾
他。他与因地震而分开的
一位初中女同学重逢了。
经历了分离和岁月的洗礼，
他们成熟多了，最终走到了一起，于 2014 年结为夫妻。两年以后，他
们的家庭迎来了一位新成员，一家三口，幸福美满。

地震后被压在预制板下惶恐不安、不知死神何时降临的廖波，没有
想过今天会过上如此幸福的生活。大概当时那位用善意谎言鼓励廖波的
同学，也没有想到他一念间的善行成就了如今一家三口的幸福生活。

的确，在生活中，有一些情况我们逃避不了，只能面对。无论境遇
多么糟糕，也总会有结束的一天。咬紧牙关走过，他日回望，我们一定

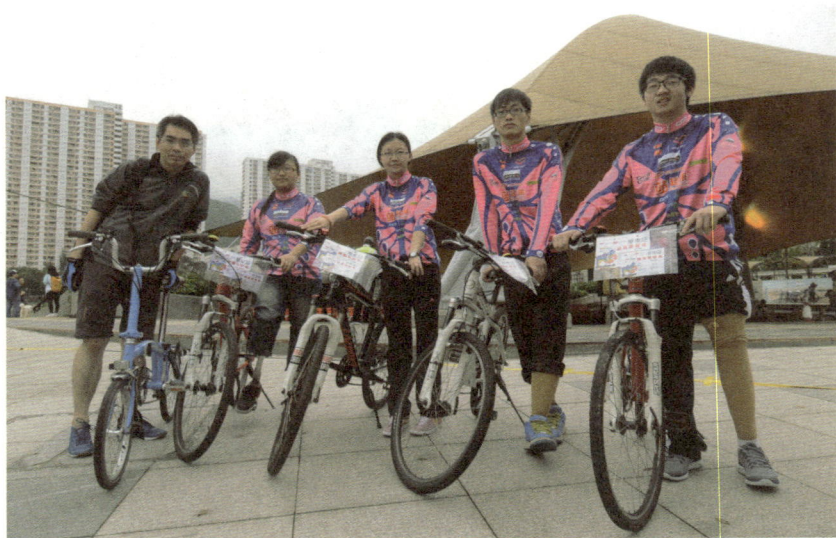

会为当初的坚持而自豪。

我们不是天生就能勇敢地面对一切问题，总有懦弱的时候，总有需要别人帮助、扶持的时候。廖波被埋在瓦砾中，需要同学的帮扶渡过难关。生活中，我们也义不容辞地给他装上义肢，助他迈向成功。

面对难关，我们不能退缩，感到力有不逮的时候，可以请求朋友的帮助，或是风雨同舟，或是雪中送炭。每个人的生命中，都会遇到这样的人，他不一定是你的亲人，却毫不计较地为你付出；当你成功了，他也不求回报，而是从你的生命中淡出。你今天的生活或许已经没有了他，但他却一直在你的生命里，从未离开。这样的人，在众多如廖波一样劫后余生者的生命中，扮演着举足轻重的角色。

生命中有这样的人，撑下去，应该不难。

罗尚尉

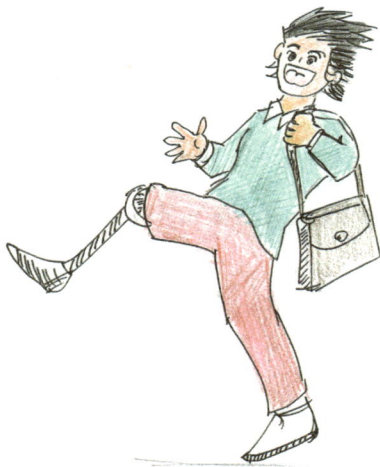

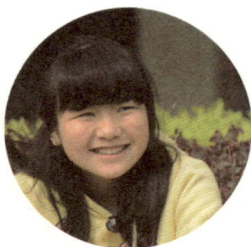

WO DE DIYIWEI SHANGYUAN

我的第一位伤员

——记康若琦

■恻隐之心

从广州回到香港后，我们团队召开了首次会议，分析广州南方医院、佛山中医院、中山医院、广州儿童医院等国内各大医院的伤员情况。听完各位专家的汇报后，救助同胞的责任心和恻隐之心油然而生，于是我申请参与这项工作，并马上得到通过。会下，我们决定每个星期六都到广州跟进伤员的情况。

2008年7月的第一个星期六，我们到广州工作，义工团的朋友们忙碌了一整天，拖着疲惫的身体乘车回到香港。回到家中已是深夜，我一头倒在沙发上，便沉沉睡去。那位我在南方医院见过的，汶川地震后不幸被截肢的光头小女孩，竟然三番五次地出现在梦中。

第二天起来后，我便准备文件，向各专家组成员汇报伤员的康复进度。这次我以这位光头小女孩的个案打头阵。她的名字叫康若琦。这个八岁的小女孩，在大地震中受了重伤，截去左小腿，右脚骨关节多处被压碎。

汇报完毕，我开始着手安排制作义肢和康复辅具的物料，以及与康复相关的仪器。7月中旬，我再次来到广州南方医院，为那个天真活泼的小女孩康若琦检查伤口，为她的左腿安装义肢作准备。

■年少无知

这位八岁的山村小女孩乐天活泼，对义肢充满了好奇。当我向若琦解释她日后要如何穿上义肢走路、生活时，才发觉她对这一切还没有清楚的认知，只是很简单地以为穿上义肢便可走路。

原来，若琦从来没有见过义肢，也从来没有接触过配带义肢的朋友。不过，这绝对没有让若琦生出丝毫的担忧，更没有让她对日后的康复治疗产生厌恶或恐惧。那一天见到她的时候，我知道她的好奇多于担忧，满怀期待地等着她的义肢。

就这样，我便留在广州帮若琦制作她的义肢。

过了几天，她终于等来了人生中的第一副义肢，迫不及待地按照教

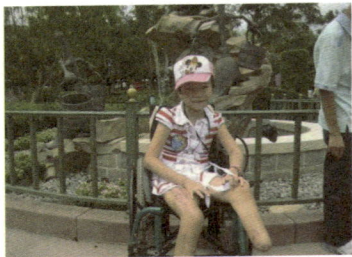

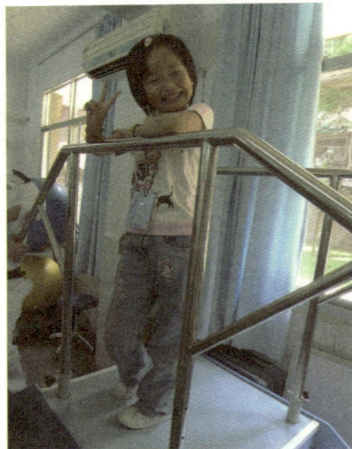

程将义肢穿好，匆匆站起来就想迈出她的第一步。

当她的脚悬在半空的时候，她才意识到，自己完全不会走路了。

就在那一瞬间，她跌坐回椅子上，脸上浮现出委屈得难以接受的表情，两眼含着泪水，一句话不说闷在那里。

我慢慢向她解释，腿受了重伤，是要慢慢恢复的，不是穿上义肢站起来就能走路的，要先练习站立。她默默地看着我，想了想，脸上再次绽放出纯真活泼的笑容。

30秒，1分钟，2分钟，5分钟，30分钟，2小时……

从最开始的每30秒便要休息一次，到后来可以松开扶手，仅几天

WOYAO
ZHAN QILAI

后她站立的时间明显更长。虽然大部分时间依然需要轮椅代步，但如此快的进步速度，让她的父母喜出望外。

那天，她坐在轮椅上被推到了训练室，我要求她自己拿着助行器，站起来，试着提步走走看。她二话不说扶着助行器慢慢地站起来，推着助行器向前走……一步、两步……她绕圈慢慢地走着，仿佛忘记了累和痛。

休息时，我常跟若琦聊天，让她忘记义肢与皮肤接触带给她的痛楚。

有时，若琦也会整天跟着我走来走去，经常让我抱着她从康复区回到病房。她会在我有空时给我讲她家乡的事，也会提及她在地震中的经历。至今，她仍然跟我说，她无法完全忘记那个灰黑色的下午……

■ 老师的叫喊声

那一天，和爷爷一起在外面吃了午饭，她开开心心地背着书包回学校。那一天，中午的天空特别晴朗，她坐在教室里和小伙伴叽叽喳喳地聊个不停。

轰隆隆！

若琦听到了一声巨响，她感觉楼房晃动了一下。

当时只有八岁的若琦，并不知道刚才那一声巨响意味着什么。

她只听到老师在叫喊："不要乱跑，大家快趴下！"

老师那凄厉的叫喊声在疯狂震颤的大地上是如此微弱！

正在上课的学生们慌张逃跑，若琦也是这求生队伍中的一员。在剧烈的地震中，她亲眼看见一个个曾经陪伴在自己身旁的小伙伴被埋在不断倒塌的教学楼的瓦砾中，一幕又一幕悲惨的场面不断重复着。

她多么希望自己能伸手拉一把那些小伙伴，却又如此无能为力。

这时，若琦唯一的反应就是钻到桌子下，抱头躲好。整座教学楼随着一声巨响倒塌，她就如同乘坐过山车一样，不知被推向了哪里。

四周漆黑，一波又一波的震动不断传来。周围同学的惨叫声连绵不绝。她只能在黑暗中祈求家人平安。

大地继续摇晃，周围的呼叫声不断。

她也大叫了一声："救命！"

好黑啊……

■黑暗中的"星星"

在那片漆黑中，空隙中透进微光，如同夜空里的星星点缀在黑暗中。

看着那些"星星"，若琦这时才感觉到身体的一阵阵剧痛，最终因体力不支昏睡了过去。

不知睡了多久，一个男人的声音和身体的疼痛唤醒了若琦。微弱的声音从她干涩的嗓子里无力地传来："叔叔……腿痛……"然后，她听见了那个叔叔惊喜的声音："快，来一个担架，这个小女孩还活着！"

若琦被一群人抬上了担架，推进了救护车。她的嗓子干涩，眼皮也不听话地上下打架。

这时，耳边传来了一个温柔的声音："妹妹，你不能睡啊！"

若琦无力地回应："可是，阿姨，我好累啊，可不可以睡一会？"

阿姨着急地说："不可以！妹妹，你清醒一点，我们马上就到医院了。"

若琦的眼皮像铅一样沉重："阿姨，我真的好困啊，我就睡五分钟好不好……"

眼皮越来越沉，耳边的说话声渐渐变得微弱、模糊……

阿姨这时更着急了："小妹妹，醒一醒，能听到阿姨说话吗？"

若琦感到有人在摇动她的肩膀，她强行睁开眼轻轻地说："阿姨，能听到。"

若琦就是这样半睡半醒地被送到了医院……

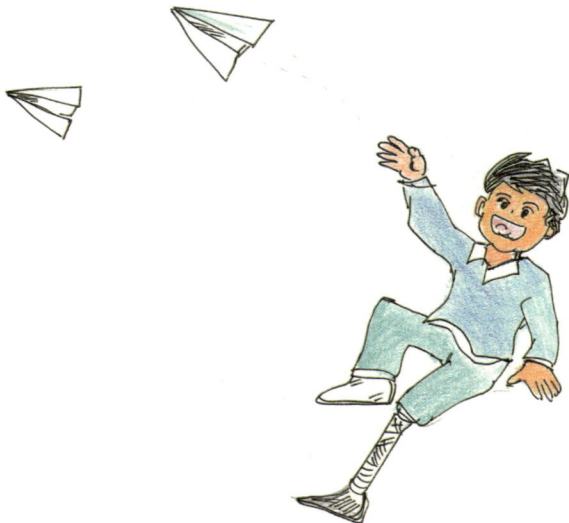

■我要睡觉了

她的担架从救护车上被抬下，送往 X 光检查室，她疲倦极了。当她再次睁开眼睛，已经做完了一次手术，腿上被厚厚的纱布裹得严严实实的。

医护人员多次询问她家人的联系方式。若琦木然地摇头，只能用沙哑不清的声音回答："我不记得了。"

地震过后第三天，舅舅在医院里四处打听才找到她，若琦的爸爸妈妈和其他亲戚匆匆忙忙赶过来。躺在床上的若琦看见爸爸妈妈都来了，一下安心了许多。

在她换药时，妈妈看见她腿上一条条深可见骨的伤口，立刻就崩溃了。自此之后，每一次若琦换药时，爸爸便把妈妈拉出病房，不让她伤心。

大概是 5 月 16 日，阴雨绵绵，有消息说晚上还会有一次大余震，医护人员匆匆忙忙把伤员转移到院子里去。妈妈和爸爸一直守在病房里陪着若琦，坚持待在病房，拒绝转移，三个人抱得紧紧的，一夜难眠，万幸的是当天晚上什么事都没有发生。

第二天，医生告诉妈妈若琦有个很好的医治机会，需要转到外省医院继续治疗。

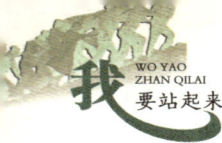

■舍不得自己的腿

看着病床上双眼充满无助感的若琦，妈妈想都不想就答应让她转院。经过漫长的旅程，航班平稳地降落在广州白云机场的跑道上。

迷迷糊糊中，若琦从飞机上被推到救护车上，再辗转送到了广州南方医院。这是改变了她人生轨迹的地方，也是我第一次见到她的地方。

由于伤势严重，若琦在抵达医院的当晚便接受了一次大手术。

手术结束时已是夜半时分，若琦睡了一夜，后来伤口感染发炎，她又被转移到无菌加护单人病房。

躺在没有窗户、不知白天黑夜的小房间，看书便成为若琦每天的乐事。

时间一天天过去，她的心情也一点点好起来。除了每天换药检查，她便躺卧在床上看书。不过，每当她听到走廊传来护士换药手推车的声音，便马上惊慌起来。拆纱布、剔除腐烂坏死的肉，消毒、检查伤口，再包好，这一系列操作都是在她痛苦的嚎叫声中进行的。

若琦左腿伤势过于严重，医生说如果不尽快截肢，可能会危及生命。陪在身边的爸爸哽咽着同意了，纵使他明白这样做对女儿是多么的残忍！

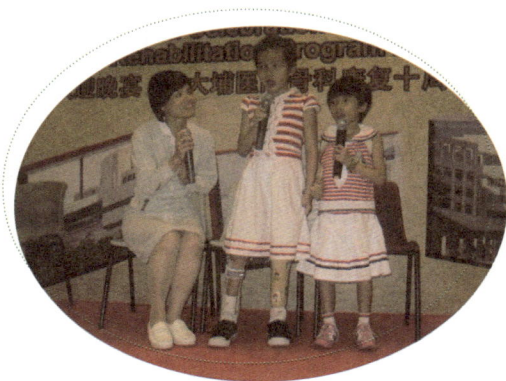

医生告诉爸爸，由于若琦的右腿长期受压，胫骨及关节严重变形，将来康复后走路也会有困难。

手术计划于 6 月 1 日进行，那天既是儿童节又是若琦的生日。于是医生把原本安排好的手术日期推迟了一天，医院为她准备了一个生日庆祝会，热闹的聚会为充满伤心、痛楚和担忧的病房增添了暖意。

手术前夕，护士走来跟若琦说："乖，你头发上有很多细菌，这样做手术很不卫生，有危险，我们需要剪走一点头发。"若琦点点头，但要求不要剪太短。当她感觉到刀刃刮触到头皮的时候，她才知道，她的头发会被剃光！她忍不住伤心地哭了起来。

6 月 2 日，若琦在一片祈祷声中被缓缓推入手术室……

手术后一周，若琦腿部的植皮手术十分成功。持续不退的高烧也在手术后缓降下来，换药时可以看到，原本暴露在外的肌肉上长出了嫩

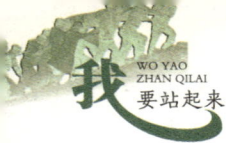

肉，伤势一天天好起来了。她开始想，自己应该很快就能下地走路，回家去看爷爷奶奶了。

8月，她回到成都，到四川省人民医院继续进行康复治疗。这时候，我们团队亦跟随伤员从广州转移到成都。

若琦每天穿着义肢在医院里走来走去，跟医务人员熟络起来，行走的时间也越来越长，基本上可以独立行走了。

随着身体的发育，若琦的义肢换了一副又一副。

■追梦——我要做医生

时光飞逝，若琦就在我的目光中一步步往前迈进。

记得年幼的她在医院康复室走累了，便会撒娇要我抱她回病房。我还记得，她曾非常认真地对我说，她想做医生，穿着白大褂，为病人服务。

她在过去的十年里又结识了很多好朋友，有了自己的新爱好，还游览了祖国的名山大川，日子过得忙碌而充实。如今的若琦，已经是一个高三的学生了。

经历了"5·12"汶川大地震，经过与医务人员的长

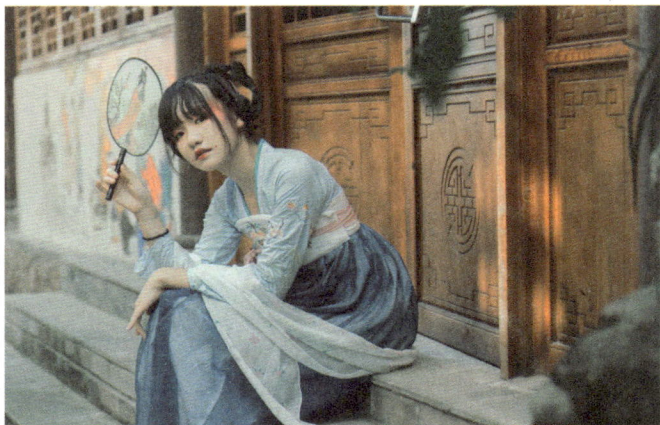

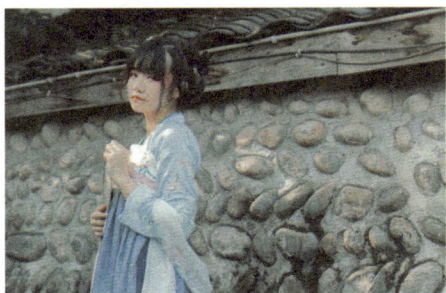

期接触，若琦的梦想变得愈来愈清晰。最近她跟我说，她准备明年报考医学院，以报答这十年来众多医生和护理人员的救命之恩，要将这份大爱延续下去。她更是多次向我询问就读香港中文大学医科的条件。

在跟我聊天时，她多次说起她很感谢我们。我们的出现为伤员们点亮了黑暗中的明灯，为他们重新筑起了一条本已塌陷的人生路，让他们有机会重新书写人生的新篇章。

若琦嘱咐我一定要向各位读者分享她的人生座右铭：

我们既要做一名执剑握盾的战士，

也要做一名吟游花海的诗人，

生活固然有许多不如意，

我们要有战士般的刚毅精神去面对，

也要将诗人般的细腻温柔献给世界。

何锦华

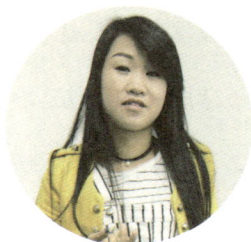

GESHENG BANWO XING

歌声伴我行

——记李应霞

■在成都的第一个冬天

2008 年 10 月，自承担陈启明教授交给我的任务后，我第一次到成都展开工作。

那年的冬天特别寒冷。

刚开始的时候，我们在四川省人民医院的一个旧仓库里建立工作站。由于这个项目从决定到成事只有短短不足两个月的时间，因此，工具、器材、物料、药物、治疗师、护理员等资源和人手，都未能及时做好完整的筹划、配套工作。一起工作的除了当地的救援人员，还有来自全国各地的志愿者，要做到有效的沟通和合作，实属不易，所有事情都要从零开始。一方面要尽快为伤员提供服务，另一方面要尽快订购设备和材料。

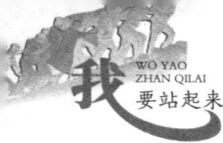

在医院的救援中心，截肢伤员占八成，其余是被混凝土等坍塌物砸中或压迫挤压造成肢体受伤、脊椎受损的病人。伤员太多，物资短缺，人手不足，我每天工作十多个小时。

冬天，简陋的工作站像个大冰柜，异常寒冷。在那里站着工作的时间长了，双脚常常被冻得失去知觉。每天深夜下班后，拖着冻得麻木的双脚走在黑暗冷清的街道，街上的餐馆早已关门，我只能尽快赶回宿舍，躲避那刺骨的寒风。

在提供前期康复服务的日子里，我确实面临极大的考验。

最初的一年，我每天工作十多个小时，伤员一个又一个被送到工作室，多得让我无从下手，甚至连伤员的名字也来不及记下来。

有时候，忙得连三餐都忘了，肚子饿了，就随手抓起休息处的一块干面包或碎饼干啃几下，喝半杯水，就算了事。太累支撑不住的时候，就钻到休息处的一角，倚着墙小睡一会儿。这种日子似乎没完没了，废寝忘食的工作让我累得快要倒下了。但是，我却没有退缩，因为这是我的责任。

■**万般无奈**

尽管我治疗过的伤员中有很多像康若琦、刘敏那样坚强勇敢，但仍有很多人无法走出伤痛坚强地面对新生活。有些时候，伤员无意中说的一句话，或者他们不自觉去做的一些事情，都会让我感到万般无奈。

汶川大地震不单引来了全国的救援精英和义工团队，还引来了大批媒体。无数来自国内外的新闻工作者，纷纷涌入四川各个县市和各地接收伤员的医院，夜以继日地采访。采访对象有正在争分夺秒抢救伤者的灾区救援队员、面对大量伤员忙得不可开交的医疗抢救人员、因失去亲人呼天抢地痛哭的家属、获救后等待医治的伤员、救治后在医院等待康复的伤员，还有来自四面八方的慈善团体……

这一天，我正准备下班，远处传来一首让我感觉特别亲切的粤语歌——《光辉岁月》。原来是伤员中的"歌后"李应霞正在接受媒体的采访。她的经历，曾经在很多媒体平台上被详细报道过。

人在一生中会面临无数次选择。可是，地震的那一天，应霞却别无选择！

应霞出生在安徽省安庆市望江县高士镇一个普通农民家庭，在家中

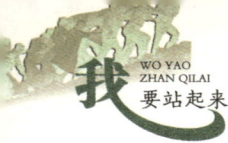

排行老二，有一个姐姐和一个妹妹。"穷人的孩子早当家"，13 岁的应霞因家里负担不起学费，上不了学，只好离开家乡，去四川投奔她的叔叔，在歌厅里唱歌赚取生活费，替爸爸妈妈分担一些生活重担。

望江人天生拥有好嗓子，很多人离开家乡去外地以唱歌谋生。应霞觉得，她既然没有上学的机会，也可以试着像别人那样靠唱歌养活自己。她这个想法，一开始便遭到了爸爸妈妈的反对。

但是，应霞知道，爸爸妈妈只是舍不得她这个女儿。家里的经济条件实在太差，的确需要她迈出这一步。于是，她悄悄买好火车票，只身一个人来到四川省的都江堰市。

在四川省都江堰市有一些望江人，他们渐渐开辟出"大排档歌手"的谋生之路。只有 13 岁的应霞，在叔叔和同乡的带领下，在一家又一家饭店和大排档中穿梭往来，掏出皱巴巴的点歌单，请客人点唱。

客人们看着这个扎着长辫子的小女孩，出于怜爱，往往会点上一两首歌。后来，应霞自学弹吉他，胆子也渐渐变大了，不再那么害羞，唱歌也越来越有自信。

2008 年 2 月，18 岁的应霞已长成一个亭亭玉立的大姑娘。

几年的努力没有白费，她渐渐成为夜市啤酒长廊最红的歌手，每月都会给家里寄钱。后来，她还在都江堰收获了一份美丽的爱情，与相恋

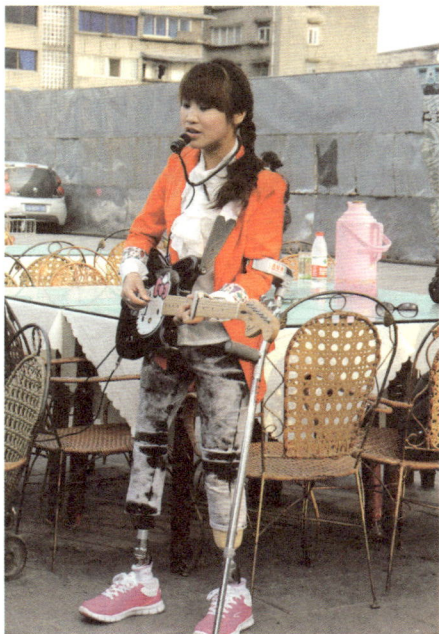

了四年的男朋友登记结婚，并且让父母和姐妹到都江堰来一起生活。

与许多普通女孩一样，应霞她满怀着结婚、生子的美好愿望，与深爱的恋人喜结连理，开始了她的家庭生活。虽然在异乡漂泊，应霞却感觉自己幸福极了，这就是她想要的生活，曾经憧憬的未来就在眼前。可是，一场大地震却将她的生活彻底改变了。

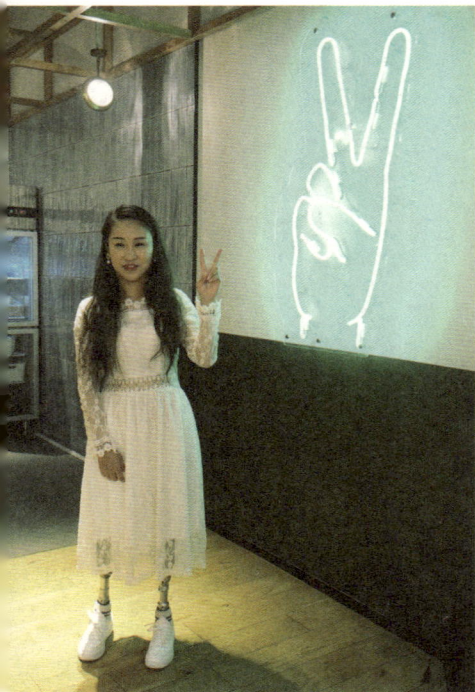

■是谁的错

应霞一家住在都江堰市一栋六层楼房的二楼上。

那天下午，一家人一如往常在家里休息。忽然间，一阵强烈的摇晃，几秒钟的时间，整栋楼房便轰然坍塌。转瞬间，应霞全家人都被掩埋在瓦砾之中。等她醒来的时候，眼前一片漆黑，嘴里还有碎石和泥沙，一股股腥味从嘴里涌出来。她立刻意识到："地震了，房子塌了。我，还活着！"

这时，应霞隐约听到四周传来凄厉的哭声和微弱的呼救声。她听到外面有人大声叫喊："里面的人不要睡，我们来救你们。"

但应霞没法回答，她感觉呼吸困难，根本无法呼救，更不用说挣扎逃脱了。她猛然想起刚才还在一起的家人。她告诉自己，一定要坚强，一定要活着走出去，一定要再见到家人！

　　幸福的家，在这一场地震中荡然无存，房子塌了，家没了。

　　在瓦砾堆里等待救援的每一分、每一秒，都是人生中最难熬的时刻。当天下午，解放军先是救出了应霞的妈妈和妹妹，直到第二天下午，救援人员才发现废墟瓦砾堆中的应霞。在废墟中一秒一秒地苦熬苦等的应霞，总算松了一口气。可是，她却对那些救援人员说："先救我老公，他情况很不好。"这个时刻，她仍然牵挂着、担忧着自己的爱人。到了第三天清晨，被瓦砾掩埋20多小时后，应霞终于获救了。

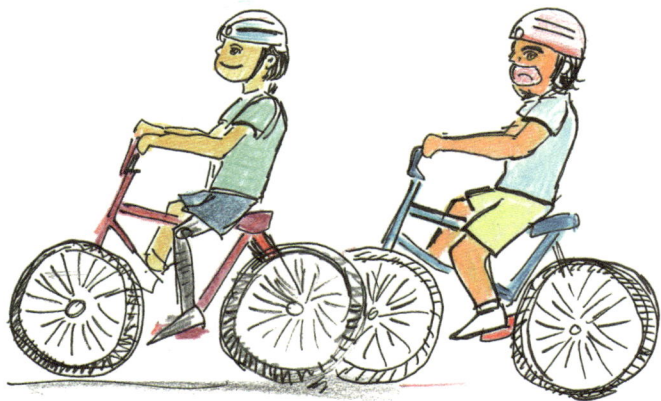

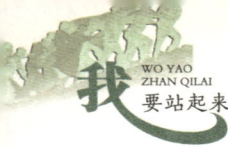

她的丈夫因为营救及时，伤势并不太重。但是，应霞自己的双腿被压的时间实在太长，肌肉已经坏死，在被救出来的那一刻，抢救她的医生们说必须截肢。只是，那时候的应霞早已昏迷不醒。

相比其他罹难或瘫痪的伤员，应霞算是幸运的。

但是，相比只有左腿软骨受伤的妹妹，她又可以说是太不幸。

获救后应霞第一时间被送到了四川省人民医院。手术还算顺利，头上缝了三十多针，肿得像冬瓜，她的身体受到严重的摧残，两条小腿被压坏了，需要截肢，

两天后，昏迷中的应霞终于清醒过来。可是十天后，并发症又让她再度昏迷，医院决定转到山东济南医院救治。

没有受伤的姐姐特意从四川赶到山东济南医院照顾她。应霞恍恍惚惚中听到姐姐说："你一定要活下来啊！你已经获救，躺在床上，一定要坚强，要醒过来啊！姐姐一直在你身边。"应霞知道，姐姐一直在照顾自己，也一直在鼓励自己。但清醒并不等于康复，漫长而痛苦的康复路才刚刚开始。接下来的一年半，应霞得留在医院接受漫长而痛苦的治疗。

由于在废墟里被掩埋了 20 多个小时，她左脸骨骼已被压变形了，经过外科手术，医生终于成功地把她那块变形的面额骨固定下来。可是，

两条小腿的肌肉完全坏死，需要截肢。

医生每天都要把截肢处余下的坏死组织割去，直至清理干净，然后让身体慢慢地长出健康的肌肉，用来填补割去小腿坏死肌肉后留下的空隙。

全身都有伤口，应霞每晚无法入睡，疼痛一直折磨着她。然而，心里的痛比身体上的痛更加难以接受。

应霞的丈夫得知她伤势严重，需要做面部整形手术，还要截去双腿，就向应霞妈妈说想回一趟老家。可是他这一走就再也没有回来。丈夫一去不回，悄无声息，两年后应霞等来了一张离婚协议书。

汶川地震不但摧毁了应霞的房子，也无情地毁灭了她的婚姻！在治疗康复的日子里，她心里充满了懊悔和哀伤。她曾经很无奈地对我说："我老公是上门女婿，爸爸妈妈把他当亲生儿子般看待，我父母对待他比对待我们几个姐妹还好。朋友还说，妈妈被救后，一张口就喊我老公的名字。"

肉体和精神上的双重打击，让应霞的意志变得消沉起来。

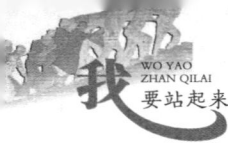

■像一粒尘埃

有一次，她实在想不开，不愿再面对残酷的现实，竟然骗朋友帮她买了一把小刀。幸好被及时赶回来的姐姐发现，大骂她无知、肤浅。应霞回忆起这当头棒喝，说道："是啊，死，固然对自己是一种解脱，只要忍受一会儿就什么都过去了。但若是我死了，爸爸妈妈一定很伤心。况且，我还没有去感谢那些冒死救过我的恩人呢！"

生活，就是"生下来，活下去"。回忆这段身心破碎的日子，应霞悟到了这个道理……

一个人在死亡边缘徘徊，若死神没有把你拉走，那就说明上天还在眷顾你。回头看看，你会骤然发觉，人生其实没有什么事是过不去的，因为没有比死亡更可怕的事情了。

既然一切都成了定局，就要想法子让生活继续。她终于醒悟，告诉自己："要活着，并且要好好地活！"

因安装义肢，我认识了应霞。早前她接受媒体采访时，我已经欣赏过她的歌声。但初次与她见面，是在一个冰冷的黄昏。我正在医院办公室准备第二天的工作，突然听到病房里传来一阵歌声——《感恩的心》：

我来自偶然，

像一颗尘土，

天地虽宽，

这条路却难走，

我看遍这人间坎坷辛苦……

　　吉他伴奏简单，歌声却是那么动人，与医院的氛围格格不入。在好奇心的驱使下，我放下手中的工作，走进病房想看个究竟。原来是应霞在自弹自唱。她经常在病房里弹唱，给地震伤员们带来很多欢乐，也常常唱这首《感恩的心》，因为这首歌最能表达她那时的心情。

　　在临床检查中，我发觉应霞的伤势比较严重。她截肢后皮肤上的疤痕比较突出，看来康复的过程会相当漫长。因为她是双腿截肢，义肢需要承载她整个身体的重量，这样的话，她的皮肤与义肢之间的摩擦力就会很大。所以要设计和制造出适合她的义肢，相较于其他伤员，有一定的难度。

　　我问她对义肢有什么期望，她简单地回答："我想穿着义肢站起来唱歌。"试穿义肢给应霞带来了很大的挑战，她要学习平衡、站立、走路等技巧。她很坚强，说不想给家人带来太大的负担，她要学会生活自理。

能够熟练地使用义肢走路后，应霞又回到啤酒长廊唱歌。当客人们看到她短裙下露出的义肢，都感到很痛心，他们让她坐下来，她却坚持站着唱歌。

我问她："唱歌时你为什么不坐轮椅，偏要用义肢？"

她坚定地回答："站起来唱歌，是对观众的尊重！"

■断了翅膀

有一天，从北京到都江堰出差的周老师在大排档用晚餐，听到了应霞那天籁般的歌声，发现了她的音乐才华。周老师非常欣赏应霞，带她到北京一所大学学习声乐。

2011年，应霞在朋友的推荐下参加了山东卫视的《中华达人》比赛。她以一首《隐形的翅膀》打动了在场的观众和张亚东、孙国庆等评委，并一路过关斩将，最终获得年度总冠军。她还应邀做了浙江卫视《中国梦想秀》的节目嘉宾，很快便在网络上走红了。

虽然有了名气，但是应霞仍然带着几十斤重的音响器材，每夜奔走于都江堰各处的夜市啤酒长廊，为客人们献唱。她让客人点曲，每唱一首，只收取20元。她很喜欢唱《怒放的生命》《天使的翅膀》《铿锵玫瑰》等歌曲，她认为这些歌曲表达了她对生命的感悟。

香港韦尔斯医院 25 周年院庆时，我们邀请应霞来香港献唱。演出前 12 天，我帮她检查义肢才发现她双腿与义肢接触的皮肤出现了破损。她说，为了这次在香港的演出，她经常练习站立唱歌。

我当时呆住了，对于应霞而言，这需要多大的毅力啊！

就在演出的当天，我发现她截肢位置的皮肤破损得比前几天更加严重。我建议她坐在轮椅上表演，她不接受，还低声对我说："何老师，我想穿一条粉红色的短裙表演。"我答应了她，中午就出去买了一条短裙，送给她在晚上演出时穿。

她开心地说："穿上粉红色的短裙表演，是希望让韦尔斯医院曾经帮助过我的医护团队看到，我已经真正康复了！"

那一晚，她依旧唱了那首《感恩的心》。

应霞怀着感恩的心走过了漫长的康复路。

地震令她失去双腿，丈夫也离她而去，但她并没有怨天尤人，也没有责怪忘恩负义的丈夫。她每天依旧背着吉他，拖着沉重的音响喇叭，在四川各地表演，风雨无阻，坚持为更多的人带来充满正能量的歌曲。

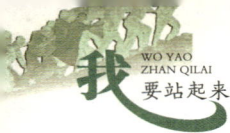

　　她依靠自己，坚强地生活，并重新站了起来。经历了生命和爱情无常的应霞，宛若获得了新生。对于十年前的那场灾难，应霞说她已经看淡了。现在，她最大的梦想就是发行首张个人音乐专辑。

　　如果说十年前汶川大地震让应霞受尽了苦难，她毫无选择，那么在未来的路上，她选择继续追求自己的梦想，永不放弃！

　　最近，应霞截肢部位骨质增生，没法穿上义肢行走。我们安排她短期内到香港进行一次新的康复手术。得知我正在筹备撰写一本关于汶川地震的书，要记录地震伤员康复的故事，她特别叮嘱我把她的这首歌分享给读者：

为坚强点赞

作词：林保屹
作曲：黄天信
演唱：李应霞

水遇寒会成雪，

飘飘洒洒拥抱大地，

滋养哺育万千生命，

世界才有生机。

人遇磨难成狱，

困顿心灵干枯才悲，

断了翅膀那又怎样，

有爱就能发光。

一步一步打造希望，

一次一次奋起追赶。

为坚强点赞，

勇敢地追逐太阳，

那生命的光芒照耀在我身上，

人生百年不能只是匆忙，

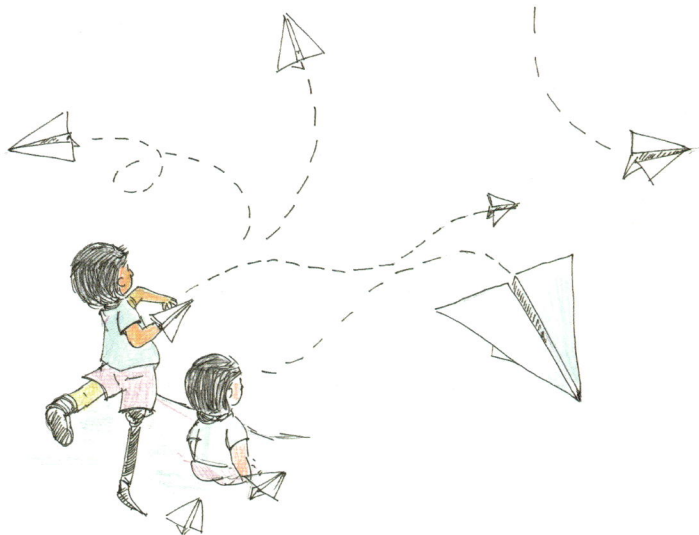

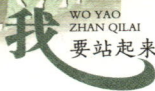

让自己的征途绽放那力量。

为坚强点赞，

我也有小小梦想，

江湖百年风霜修行无边道场，

我的祖国有我大爱无疆，

让这世界点燃不灭的善良。

何锦华

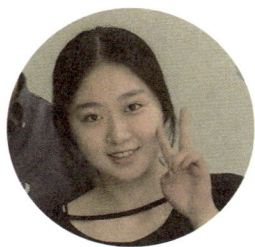

ZOU BUJIN DE LU

走不尽的路

——记黄思雨

■ 与孤独同行

汉川大地震已过去三年，我在成都工作也两年多了。这时候，大部分伤员有的回到学校上课，有的回到小区生活，也有伤员选择离开这个让他们伤心的地方，到外地去读书和生活。这场大地震，似乎没有阻挡他们的脚步。

经过两年多的努力，绝大部分地震伤员已经得到适当的治疗和康复训练，当地医院的工作也逐渐恢复正常，不再停留在应对灾害的层面上。

当地医院和伤员们对志愿医疗团队的需求渐渐减少。与我一起从香港前来支援救护工作的专家团队成员中，在过去数月中，有的人已离开成都，回到香港，回到了自己原本的工作岗位。他们做出这样的选择，

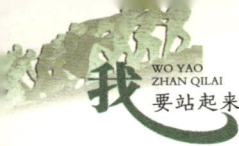

主要是为了继续追求自己的事业，也是为了照顾家人。

离开的，还有来自全国各地的救援人员，也包括曾经跟随我们学习康复的专家及护理人员。

我仍然记得，当初陈启明教授问我如何把伤员的康复工作做得更好时，我的回答是："我们要群策群力，坚持不懈！"所以，每当有团队成员离开，我都感触良多。

地震五年后，留在医疗团队的最后两位成员对我说，他们也决定回香港，继续他们的医疗事业，照顾家人。当时，我心里并不好受。伤员们会不会认为我们放弃了他们？在这样的情况下，我是否还能坚持下去？

康复医疗本来就是一条没有终点的道路，眼下我是否仍然要选择与孤独为伍，协助伤员，陪伴他们在这条没有尽头的康复路上继续前行呢？

■失眠的迷思

收拾好心情，我决定先回香港休息两星期，储备能量，再回到成都，继续兑现我的承诺。

这一天，香港的天气特别闷热，忽雨忽晴，我感到心烦意乱。听着时钟秒针嘀嗒嘀嗒的跳动声，我意识到：又失眠了……回到香港的那些天，我的心仍然牵挂着成都的伤员，这令我经常彻夜难眠。

从房间的窗户向远处望去，从密集的大厦缝隙间可以看到一线维多利亚港。

午夜的灯光倒映在港湾的海面上，算是给这座城市里的失眠人一份惊喜。但我知道，维多利亚港的安宁与绚烂，只属于此刻的维多利亚港，也只属于此时此地的我们。

夜空中，偶尔有飞机飞过，不知道飞机是离开，还是抵达，只知道每位向着目的地前进的乘客，心中都有各自的期盼。

■"麻木不仁"

有时候，为了让伤员减少对我们的依赖，或希望他们尽快康复，尽快回归社会，表面上我们会故意表现得麻木不仁，但心里的真实感情却恰恰相反。

这让我想起了其中一位伤员，她为了逃生，在废墟中用身旁锋利的石头把压在乱石下面的左腿割断。她如此惊人的意志，使人震撼。她的名字叫黄思雨。

思雨截肢后的大腿上布满疤痕，常流出脓水，尤其在冬天特别干燥的日子里。每次为思雨安装义肢，我总反复说服自己"皮死麻木不仁，肉死针刺不痛"。但她每次都能忍受痛楚，穿上义肢后在学校里蹦蹦跳跳。她可能是在用这种方式"回敬"我的"麻木不仁"吧。

汶川大地震那一年，思雨还是一个小学五年级的孩子。5月12日下午，她正在上美术课，老师按照惯例先提出课堂要求，然后让同学们自由发挥。思雨认真画完画，开开心心地来到讲台前，准备交作业。她刚走到讲台，突然教室周围的玻璃全都碎了，桌子板凳也不停地晃动着，安静的教学楼忽然喧嚣起来。

教室外的通道挤满了老师和同学，大家都哭喊着拼命往楼下跑。思雨当时什么都没想，也跟着同学们急急忙忙冲出教室，挤在人群中，拼命往楼下跑。

跑到二楼的楼梯时，她被人推倒了，跌坐在楼梯上。她挣扎着要站起来，可是逃命的人太多，她怎么也站不起来。她只能抱着头缩成一团，不让慌乱逃命的人踢到、踩到。

刹那间，整栋教学楼倒塌了，缩成一团的思雨还来不及做出什么反应，大地震的威力和楼房塌陷时的拉扯，使逃命中的老师们和同学们踫撞在一起，跌倒在一起，挤压在一起。

思雨抱在头上的双手松开了，左腿从楼梯旁滑出去，瞬间楼房塌陷，乱石杂物重重地砸向了这条腿，她感到撕心裂肺的剧痛，差点儿昏死过去。她被倒塌的大块水泥板压得全身肿胀，内伤严重，几度呼吸困难，她的脸变得瘀黑扭曲，面目全非。她以为自己会死掉。

四周的人凄惨绝望地哭喊着，思雨也努力让自己保持清醒。但是，在外面射进来的光线中看到自己的身体时，她顿时被吓坏了。她想哭，想大声呼叫，却发觉自己根本叫不出声，也没有眼泪。

她呆呆地看着自己的腿，刚才还是身体一部分的那条腿，现在却差不多与身体分离了。她看见鲜血浸透了她的衣服和裤子。她只好闭上眼睛，让自己快点睡过去，还尝试告诉自己这一切全是假的。

在那之前，思雨根本不知道什么是地震，更不知道所谓的自然灾害有多恐怖。这会不会只是个梦？她不断地对自己说："这不是真的！一

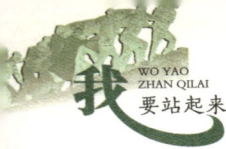

切都是假的！"可是，腿上的剧痛却残酷地提醒她：这不是梦！旁边不远处的同学看见她后发出的尖叫声，又将她拉回了现实。

周围的哭声一直没有停止过，坍塌的大楼就是人间地狱。思雨当时唯一的想法就是要出去，不要留在这黑暗凄惨的世界中。她非常害怕，幸运的是除左腿外，身体其他地方表面看来还好，似乎没有受太大的伤。

她尝试从一个小洞口爬出去，可是左腿痛得让她差点昏死过去。左腿虽然已被砸断，但还连着一大片皮肉，连接着的血管依然可见。但是昏暗的光线中，她并没有发现，结果这么一动，拉扯到了皮肉，那种突如其来的剧痛让她痛不欲生，她用头撞墙，想以此减轻痛苦。她也记不起当时使了多大的劲，头撞破了，血流满面。

就在她想放弃的时候，她听见了妹妹的哭喊声。她竭力尝试应答，可是四周的哭声太多，妹妹根本听不见。

■我把腿割断

妹妹当时还不到八岁，思雨以为她也被埋在废墟里，心想妹妹肯定很害怕。情急之下，她捡起一块锋利的石头，咬着牙，忍着剧痛，半割半扯，把自己的身体与压在乱石下的腿彻底分开，然后用尽力气，一点一点往外挪。她害怕极了，疼痛的左腿无力，全身肿胀。

思雨在废墟上，一点点往外爬，双手被碎石割得惨不忍睹。不知道爬了多久，她看见很多同学被水泥板压着，正在无助地哭喊着。

这时候，思雨害怕极了。

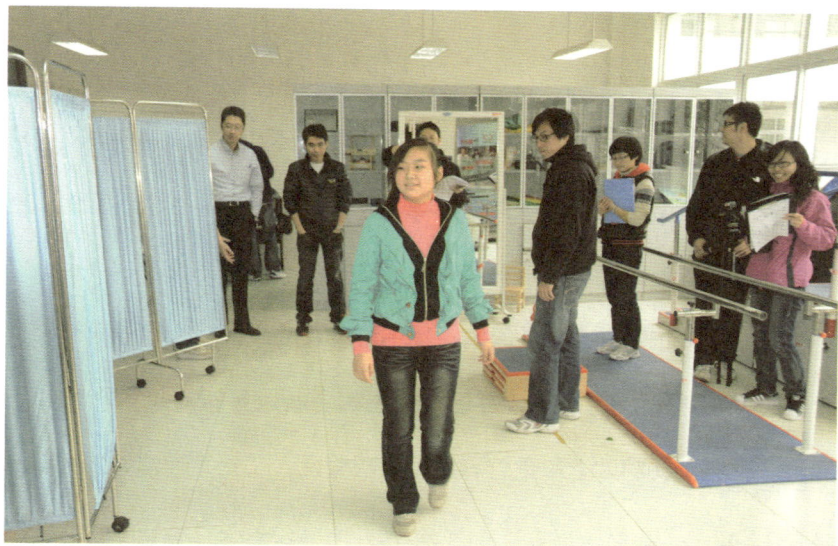

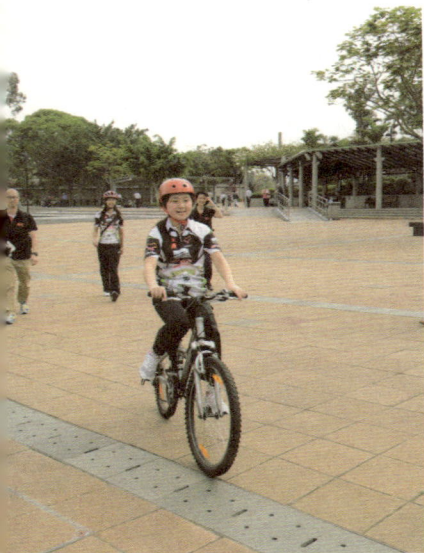

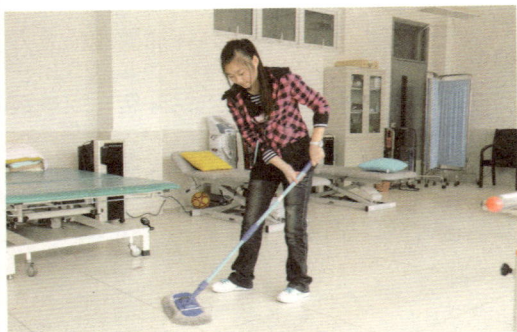

　　她努力从塌陷了的楼房往外爬……她终于爬了出来，用手扶着一块水泥板，单腿站了起来。她看到操场上有很多人，有的在流泪发愣，更多的是在废墟上一边拼命用工具或徒手挖掘着，一边哭喊着。

　　有一个人正睁着大大的眼睛，用不可思议的眼神直直地望向她。这个人便是副校长，他曾经教过思雨的妈妈，所以平时对思雨和妹妹很照顾。他第一时间冲上来抱着思雨，哽咽着说："女儿呀，你怎么变成这样了？"

思雨迫不及待地向副校长报告，水泥板下还有很多人，请他尽快带人去抢救。副校长把思雨安置在草坪上，脱下自己的西装外套给她披上，又用她的红领巾帮她简单包扎了下断腿上的伤口。就在这时，妹妹也哭着走出来了。

妹妹看到姐姐少了一条腿，哭得更厉害了，跪在姐姐的身旁。妹妹哭着要姐姐给她公交车费，她要坐车回家，叫爸爸妈妈来救姐姐。

副校长在旁听得心痛，他告诉妹妹："现在山都塌了，路也毁了，交通瘫痪了，开不了车。"妹妹哭着问："姐姐，我们怎么办？"思雨无言以对，她不知道自己会不会死，也不知道自己身体的状况有多糟糕。

思雨与妹妹被转移到安全区域。下雨了，她躺着的地方积了不少雨水，那时，大家都忙着逃命……就那样，她在水洼里泡了一夜，断腿的伤口痛得让她绝望。

第二天，思雨看到直升机一架架从天空中飞过，她对着那些直升机声嘶力竭地叫喊着，可是飞行员哪里听得见。她渐渐绝望了，昏迷过去。昏迷前，她的双眼仍然迷迷糊糊地望着天空……

当她再次醒来的时候，妹妹和其他亲人在她身边哭喊着。

思雨需要清醒，不能睡着，于是亲戚们拖着疲惫的身体，照顾了思雨一天一夜，其间甚至跪下向别人哀求，希望能为她争取到一点急需的药物。不过伤员太多，当地药物紧缺，根本没有多余的药可以分给她。

时间慢慢过去，思雨的意识又模糊起来，她望着那些飞来飞去的直升机，又昏迷了过去……

到了第三天，仍然没有直升机降落。家人决定用自制的木架，将思雨抬到医疗站去。可是，山塌了，路毁了，家人没有办法把她送出去。

终于，一架直升机降落下来，人们一拥而上，家人急忙将思雨抬过去，希望能尽快送她去医院。

家人努力把她举起，希望机上的人能拉她一把，但他们还是挤不过众多急着要登上直升机的伤员。就在直升机准备关门起飞的时候，忽来一阵大风吹起了思雨身上薄薄的被子，露出大腿上被她自行割断的伤口。

直升机上的人见思雨伤势严重，需要马上治疗，于是用力把她拉上了直升机，混乱中有人碰到了她的伤口，她又痛晕了过去。

思雨再次醒来的时候，发现自己正躺在医院病床上。

做完第一次抢救手术后，思雨一直高烧不退。她记得当时有人拿着

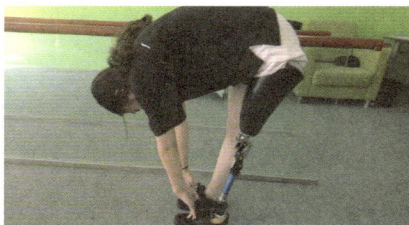

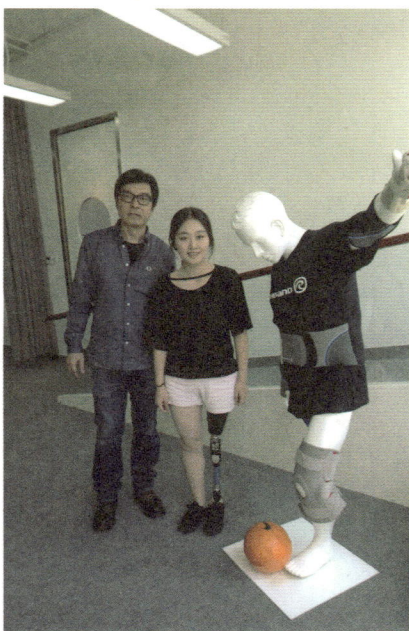

什么单子让她签，前两张她还有些力气签字，后来就只能按手印了。那之后，她又昏迷了很久。

在重症监护室抢救了一个多月，她被转到普通病房继续治疗。在几个月的治疗过程中，那种痛楚是常人无法想象，也绝对无法忍受的。就她的情况而言，高位截肢手术显然无法避免。身体上的疼痛折磨着思雨，心理上的疼痛噬啮着她对未来的希望。

她想逃，却无路可逃；她想跑，也无腿可跑。

思雨非常迷惘。

这场突如其来的大地震，夺去了思雨的左腿。

这个当时只有 11 岁的小女孩，这辈子也不能像其他女孩那样，拥有美丽的双腿，穿上漂亮的裙子了。

每每想到这些，思雨都忍不住痛哭流涕，悲痛欲绝。

她后来被转送到北京安装义肢，可是不幸患上了骨髓炎。她不得不留在北京接受骨髓炎的治疗，然后再安装义肢，进行康复治疗。待她回到家乡，已经是一年之后了。

回到四川后，思雨被安排到都江堰一所"伤健共融"的学校读书。我就是在这所友爱学校第一次见到思雨的。随之我为她安排了康复疗程。友爱学校是地震后才兴建的，提倡伤健共融，当时约有 50 名在地震中受伤的孩子在这所学校上课。

由于思雨的伤口曾经受到感染，每年都要做手术治疗，而且，截肢的部位布满大大小小的疤痕，她穿戴义肢走路时特别困难。所以，我们医疗团队安排思雨到香港接受了一次整形手术及康复治疗。

■别人的眼光

读初中的那几年，大概是思雨情绪最低落的时期。

原来，并不是每一个人都会用善良的心去对待她。她感到学习氛围跟以前完全不一样，部分同学的眼神和窃窃私语，让思雨感到非常自卑。

她不愿意到学校去，然而，她还要装出很坚强、很乐观的样子。那时候的她每天都过得很累，每天都过得小心翼翼，越来越不像真实的自己。初中毕业后，我们安排她到香港做了第二次骨髓炎手术。正是这个安排，终于帮她从阴影中走了出来。

以前思雨因对自己的义肢没有信心，不敢独自上下楼梯。但在接下来的日子里，经过训练，在高中同学的鼓励下，她开始尝试自己上下楼梯。刚开始时，每走一步都要停顿数秒。慢慢地，她熟悉了义肢的运作，有时候她上楼的速度丝毫不比正常同学慢。

有一次，同学们正在学校的羽毛球场打球，留意到思雨一个人站在旁边，就叫她一起玩。最初她表现得很反感，生怕在大家面前摔倒出丑。

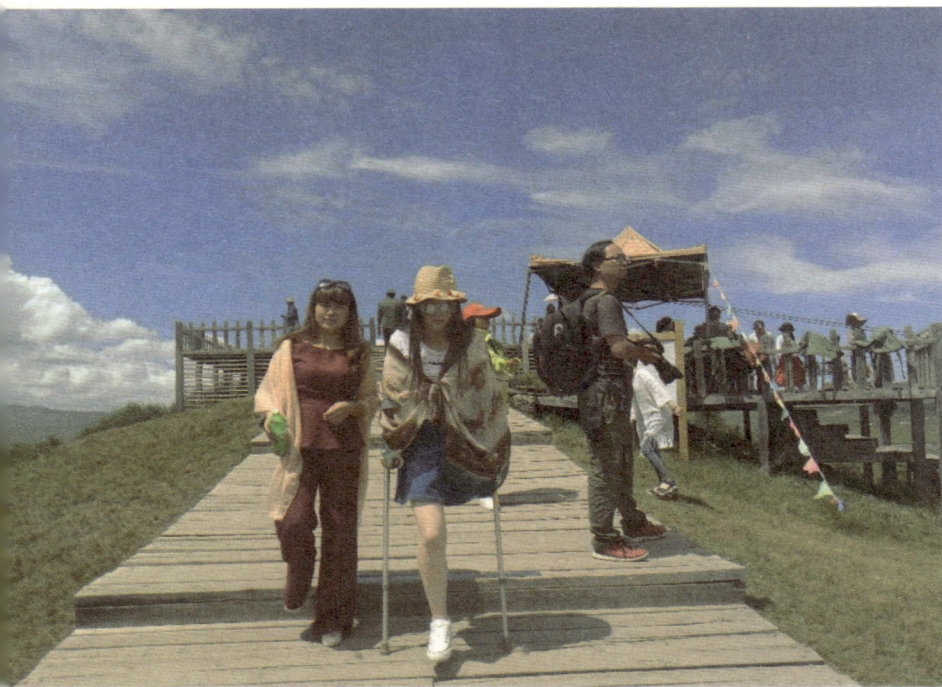

不过，在同学们热情而耐心地帮助下，她开始慢慢练习，不久就发觉原来自己之前的顾虑是多余的。同学们尽力配合她，帮助她将羽毛球准确地打回对方场地。那一瞬间，泪水模糊了思雨的双眼……

在夕阳下，思雨和朋友们在球场上尽情地挥洒汗水。阳光和朋友们包围着她，她好像从未经历过那场地震。在同学们的帮助下，慢慢地靠着义肢，她熟练地掌握了各项生活技能，可以独立生活了。

在师生们的帮助下，思雨成功地从地震的阴影中走了出来。肢体残疾带给她的苦恼，也在逐渐减轻。

现在的思雨已经是个大学生了，她再也不会因别人的眼光而不自在。地震是残酷的，它让很多美好的人生都发生了巨变。许多的家庭，在房屋倒塌的那一刻支离破碎。那些幸存的人们，从被救起的那一刻开始，命运又赋予他们一项特殊的使命，需要他们用余生去完成。

何锦华

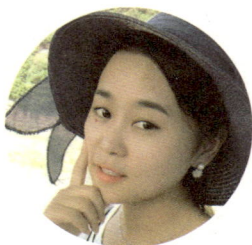

WO YAO ZHANQILAI

我要站起来

——记杨兰、李忠秋

■ 坚守承诺

2014 年暑期，我回香港休假。还记得那时正值盛夏，我因一时不适应香港的气候染上了重感冒，卧床一周，浑身软弱无力。我突然想起一个难以抉择的问题：我是否还要再回成都，继续为伤员们提供持续的康复服务？

WO YAO ZHAN QILAI

正在思考这个问题的时候，我收到一位地震伤员杨兰的短信，问我什么时候回成都帮她调整义肢。这时，我仿佛得到了启示。

第一次遇见杨兰，帮助她进行康复治疗是在广东佛山中医院。

经过了双大腿高位截肢手术后，伤口带来的剧痛让她每晚失眠。她在地震中失去了丈夫，失去了双腿，也失去了她经营的小餐厅。可是，她从没想过放弃，尽管灾祸和伤残使她身心俱疲、痛不欲生，但她仍然咬紧牙关，将所有的痛苦都吞进肚子里，努力康复。

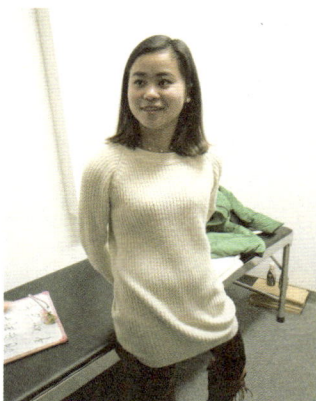

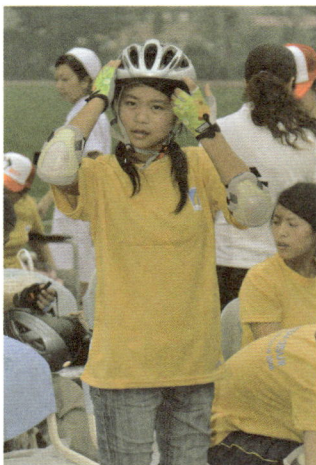

她痊愈后，我曾经问过她："你有什么打算？"

她若无其事地回答："嗯……没办法，要先把自己一手建立起来的餐厅尽快转让，将损失减至最少，然后再看看，可以为那些跟我一样肢体残疾的朋友做点什么事。"

我问她："听说你以前是导游，有没有想过重操旧业？"她笑着说："有呀！当然有想过呀！说不定我可以组织其他残疾朋友一起去旅游，免得他们整天待在家里生活乏味！"

想不到这个年轻的姑娘敢说敢做，真的多次组织了残疾人旅游团。

每过一段时间，杨兰就会跟我说："何老师，我们从九寨沟回来了，这次活动一共有三十多名残疾人士和家属参加，非常顺利，我们得到很多爱心志愿者的支持……"

"何老师，我们从广汉的三星堆回来了，经过这两次的活动，我们也有了些许经验，我和筹备组的成员商量了一下，看能不能组织一次境外旅游……"

"何老师，我们下个月去泰国的曼谷和芭堤雅玩，去尝尝泰国的美食……"

往后的几年，她一次又一次开心地跟我讲述她的旅游经历。

数年前，她告诉我，她怀孕了。我真为她感到高兴。她说，要尝试扮演这个世界上更多的角色，包括为人母。其实，当时我还有少许担心，因为在生活上，她不能完全自理，要当母亲，困难之大可想而知。然而我明白，每个人都有权利去选择自己想要的生活。既然杨兰勇敢地去实践她的选择，我当然会百分之一百地支持她。

■ "我不需要你的帮忙"

其实，我并不是对每位伤员的行为都一味支持。李忠秋便是一个例子。

还记得第一次见到忠秋是在成都市第二人民医院。当我准备为她检查的时候，她用一种坚定的语气跟我说："我不需要义肢，别管我了！"我当时在心中是这样回答她的："小姑娘，你穿上我帮你安装的义肢，一定会走得很舒服，会比其他人走得更快、更远。"

■ 怜悯的泪水

1994 年，李忠秋出生于四川的一个农村家庭。

忠秋小时候无忧无虑，跟着疼爱她的哥哥在田间地头逮蚂蚱，和邻家小伙伴一起上山摘野果，偷吃别人田里的地瓜……夏天，她穿上美丽的裙子，拉着裙角，赤着脚在河里捉鱼，踢水花。忠秋多么希望，这画面在现实世界中延续。

可是那一天，2008 年 5 月 12 日，星期一，下午 2 时 28 分，她的美好愿景、她的快乐生活，就在那一刻完全被改变了——里氏 8.0 级大地震，改变了忠秋的一生，将她那幅美好得让人陶醉的画面残忍地撕了个粉碎！

当时，忠秋在都江堰读初二，正在上数学课，准备期末考试。前一秒还以为只是后桌同学摇动了她的桌椅，下一秒整栋楼都塌了。她坐在第一排，听到老师喊了一声"地震了！"还没等他们反应过来，还没能逃出教室，教室就塌了。学校紧挨着龙门山脉，四层的教学楼瞬间倒塌，全校师生没有一个能跑出去，都被压在下面。

地震发生时，她和同桌顺势缩在墙角。但是，那里也不安全，她被砸晕了，昏了过去，直到第二天才醒过来。那时候，这个上初中的小女孩，脑子里一片空白，眼前的一切让她无法接受。

她没有奋力挣扎，没有呼喊救命，甚至没有感觉到痛苦。她完全麻木了，从身体到心底。

当救援人员来到她面前，将横梁从她的腿上抬起来的一瞬间，她才感觉到剧烈的疼痛，但她的那条腿已经完全失去了知觉。她眼睁睁看着自己被解放军用担架抬了出来。那段路上，她看到了天空，那暗沉的天空似乎也为她落下怜悯的泪水。

救援人员发现忠秋时，房屋的横梁和整块预制板还重重地压在她的腿上，她根本动弹不得。地震破坏了通往学校的道路，解放军赶到的时候是第二天凌晨，因为救援难度大，当他们把忠秋抱出废墟的时候，已经晚上了。

她随即被送往四川省人民医院救治，但因长时间供血不足，右腿肌肉坏死，医生没有其他选择，只好给忠秋做了右腿截肢手术。爸爸抱着她痛哭，哽咽着说："活着就好！活着就好！哥哥已经不在了！"

一夜间，她失去了至亲的哥哥，只剩自己残疾的身躯。

截肢手术后，她的腿总是充血腐烂，截肢手术进行了一次又一次。十来岁的她感到无边的恐惧和深深的无奈。

与她同病房的另一个小女孩跳楼结束了自己的生命，她去了没有痛苦的天堂，因为实在受不了现实的苦痛。

忠秋默默地看着，听着，想着……

在这场灾难中她是多么无奈啊！

■活着就好

忠秋坚强地活着，肢体的疼痛并没有让她放弃。在接受治疗的初期，她始终不愿面对失去一条腿的事实，每次睡醒，都希望这只是做了一场噩梦，那条腿还在自己的身上。

可是，当她闭着眼一点点向下摸，只摸得到床单。泪珠大滴大滴地从她的眼角滑落，她是一个爱美的女孩子，身体的残疾让她看不到未来。

怎么办？将来的生活会是什么样？她无法想象，这一辈子就要在轮椅上度过吗？

难道这一生都要穿着义肢，面对别人异样的眼光？

幼小的心灵承受不了如此残酷的现实，她很在意别人的目光。和她一起的几个同学相比，她的状况最糟。她不愿安装义肢，甚至不愿意去尝试，她根本无法接受这个事实！

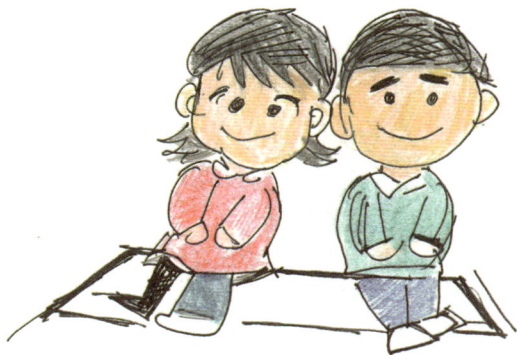

■ **回心转意**

一天，我正在她隔壁的病房为伤员安装义肢。她扶着助行支架默默地走过来，安安静静地在门外看着我们，看了很久。一切都进行得很顺利，安装的义肢也很合适，病人也能慢慢下床站起来，到医院外围活动。

这些病友像正常人一样走动，开始他们的新生活。正是这种对生活的希望感染了忠秋，她愿意尝试着去接受义肢。她把自己的倔脾气悄悄收了起来，主动跟我说："何老师，我也要站起来！我也要安装义肢！"我很高兴，为她高兴。在她眼里，我看到了她想站起来的渴望。我为她细心测量，准备制造适合的义肢，希望她能和其他伤员一样，早日站起来。

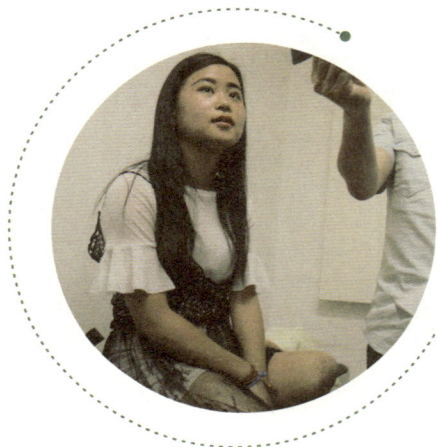

刚装上义肢的忠秋，自然有些不适应，走路时疼痛不已。因为接受不了新的义肢，她发火了，嫌弃义肢。

就这样，装一次义肢，她的愤怒情绪就加剧一次，好像要把所有的脾气都发泄在义肢上。

看到她这个样子，奉行完美主义的我，当然心有不甘。不过，我还是慢慢地走过去，在她身边轻声说："别着急，何老师帮你做一个更漂亮、更合适你，还不会太痛的，好吗？"

她"哇"地一下子哭了起来，哭得很委屈，很伤心。她边哭边点头说："好，好！"

小女孩的愿望很简单，就是要漂漂亮亮的。

义肢让她不舒服，她就会闹脾气。但是，只要跟她好好说话，理解她，照顾她的情绪，她就会马上安静下来。因为，那个发脾气的她，只是想有人明白她的心情。

我不懂得如何帮小女孩打扮，但我可以帮她做适合她的、最好看的义肢，让她自信满满地站起来，做个美丽的女孩。自从有了新义肢，她便开始学习站立、走路。

慢慢地，义肢融入她的生活，陪伴她度过每一天，为她的生活带来新希望。义肢就像是她的守护天使，守护着她脆弱的内心。

地震已过去了好些年，这位"守护天使"一直隐藏着本身没有肉体的真相。每天包裹在海绵中，不敢露出真面目，因为忠秋有些时候还是不愿面对一些人奇怪的目光。

■傲慢的人性

很多人不知道、不明白，只是平常的一眼，往往就会让自卑的人不敢抬起头来，不敢直视前方的路。

老实说，那又怎么样呢？只不过是断了一条腿，还有一个"天使"守护着，为何还要惧怕别人的目光呢？

2009年，我安排了第五届残奥会乒乓球冠军张少玲与伤员见面，忠秋在这次机会中接触到了乒乓球运动。往后的四年时间，她一直在练习。不过，由于不是自小就训练，底子不够，后来她就放弃了从事体育运动的想法，去报考了大专。

忠秋说："生活不仅仅是为了活着，也不应该只有敷衍和无奈。要在活着的时候创造乐趣，人生才会有属于自己的意义。"忠秋的想法和行动，成就了现在的她。

现在的她，经营着一家小吃店，天天忙碌而充实。当然，梦想还会继续。我曾经问她在追求什么，她用坚定的语气说："我想做什么就要做什么。"这场灾难改变了忠秋的人生观。

我们的行为往往会受自然规律和各种条件的限制。汶川大地震这场突发的灾难，把我们逼到一个超感性的世界里。生命是多变的，不可能恒常，伤员在废墟里挣扎求生，拼尽全力保护自己的生命，这就是人对生命的态度。

要走还是要留，这还会是问题吗？

何锦华

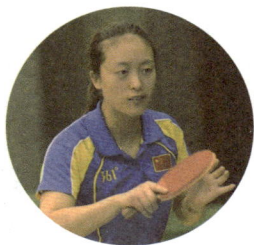

WO BUSHI YAO JINPAI

我不是要金牌

——记王睿

■感官世界的虚幻

我一向对工作充满自信，追求完美，甚至认为自己的技术已达到"庖丁解牛"的境界。但地震十年后的今天，我意识到就算我的技术再好，还是不可避免地受现实中感官世界的影响。

最初在灾区参与救援工作，每天要医治和照顾大量伤员，繁重的工作压得我每天疲惫不堪，自言体力尚可，但精神已渐渐被掏空。

我的心里也不自觉地积压了许多对伤员的怜悯之情。

面对各种各样的伤员，尤其是年幼的伤员，我的情绪就会出现波动，有些悲天悯人。我对生命的迷思挥之不去。

随着时间巨轮的转动，日子一天天过去。数年之间，我亲眼见证大

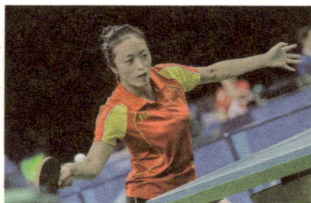

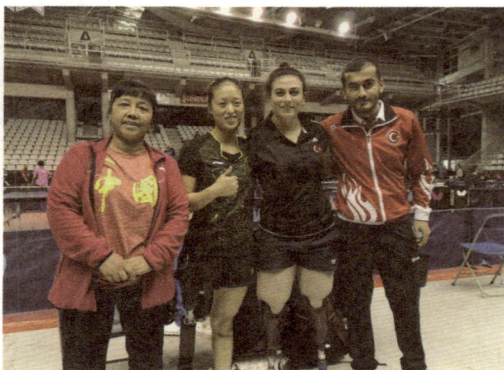

部分伤员从伤痛中站起来，重新开始他们本来就应该拥有的生活，其中一些伤员更是奋发图强，绽放出灿烂的生命之花。

他们的努力或多或少影响了我对生命的看法。

这些伤员用自己的实际行动表现出对生命的尊重和热爱。刘敏的聪慧，康若琦的乐观，黄思雨的勇敢，还有李忠秋、李应霞、杨兰等的坚强……当然，还有王睿——她让我看到钢铁是怎样炼成的，她咬着牙关熬了十年，终于坚持了下来。

2018年，在印度尼西亚举办的亚洲运动会乒乓球单打项目颁奖现场，脖子上挂着金牌的是王睿。观众和队友为穿着义肢的她欢呼喝彩。

但我相信王睿追求的绝不只是一枚金牌，也不仅仅是追求世界冠军的美誉。

人生总是充满未知，永远不知道下一秒会发生什么。

那时，距离高中入学考试差不多还有一个月，全班同学都在紧张备考。

下午第一节课，王睿正在上地理课。老师在讲台上讲课，突然教室开始摇晃，大家都不知道发生了什么。

■一个个倒下来

突然，整座教学楼剧烈地晃动起来，墙体倾斜，一声巨响，房顶坠落下来，一座三层的教学楼在顷刻间坍塌。王睿迅速地钻到了课桌底下。

这张课桌在楼房倒塌后起到了少许的支撑作用，让她不至于窒息，保了她一条命。楼房倒塌时扬起的巨大尘土使四周变得漆黑一片。

她动了动手腕，上半身还勉强能动，双腿却被重物压着，没有知觉。

她触碰到一只手，一只冰冷的手。

这时，她听见同学的叫喊声、哭泣声，也有冷静的同学相互安慰的声音。

没过多久，她听见了父母的呼唤声，可是她动弹不得，也没有力气大声回应。

废墟下面的空气实在太稀薄，王睿感觉快要支撑不住了。

又过了好一会儿，她听见解放军救援的广播声，可是，王睿被埋在废墟的中央，不容许马上营救她。

她听到同学们一个一个被救出去，更加着急了。

身体的疼痛让她感觉快要撑不下去了，但她听见了爸爸鼓励的声音。爸爸一直和解放军商量对策一起救人，他知道王睿被埋得很深，救援难度极大。

为了救她，解放军从外面挖了一个深洞进来。那个时候随时都有余震，那个不稳定的洞随时都会塌掉。

因为挖了一个洞，有亮光进来，王睿终于能看清四周的情况了。

她发现自己的头发早已湿透，用手一摸，是血，头发已经被血和泥沙黏结成块，好在头并没有受伤。那一定是同学的血，她知道，也许她再也见不到这位同学了。

到了半夜，她终于被解放军救出来了。

她的眼睛被布盖住，听见很多熟悉的声音在询问她的情况。

地震后，医院不能用了，当天晚上她被安排在广场上等待。

天空下着大雨，雨水溅湿了双脚，疼痛让她彻夜难眠。

当天晚上，匆匆搭建的临时大帐篷下，躺满了受伤的人。王睿的妈妈帮她揉着她那发紫的腿，她痛得说不出话来。

第二天，她被转送到广汉市的医院。当时医生就告诉王睿的爸爸妈妈，她的右腿可能要截肢，爸爸妈妈恳求医生帮忙，尽量不要动截肢手术。不过，由于她两腿被重物压着的时间过长，肌肉坏死，手术必须做。

原定第二天动手术，但因王睿伤势非常严重，必须在当天晚上做紧急截肢手术。

麻醉药的药效过去后，王睿醒了。

她伸手一摸，右腿没了！

另一条腿的膝盖也有很大的创伤，疼痛让她根本无法入眠。

每天听到医生推着换药车来病房的声音，王睿都害怕得不得了。她

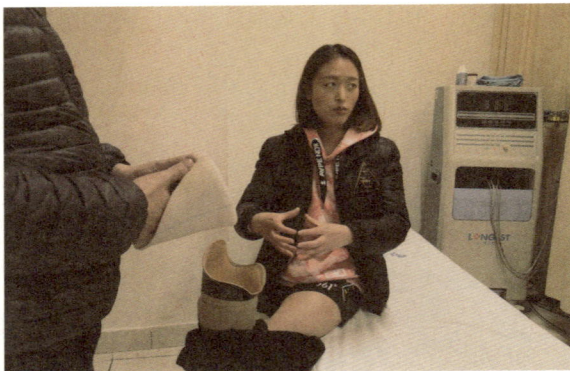

感觉到医生将药水一瓶一瓶地往腿上倒，疼得快要晕死过去。后来，由于当地的伤员太多，王睿被辗转送到多家医院，先是四川大学华西医院，后来又到广州，在广州做了左腿的矫正修复手术。

那段时间，王睿都是在痛苦和噩梦中度过的。她的右腿被截肢了，仅残留一小截。她的左腿当时被石头打掉一块肉，伤口也感染和腐烂了。就这样，伤口不停地被清创、植皮，创面越挖越大，痛得她死去活来。

她经常做一些可怕的梦：房子快要塌了，她拼命往外跑，却还是被砸在了里面！

走着走着突然前面有道悬崖，却怎么也停不下脚步，最终掉下悬崖！

同学们的临终遗言，总是在她的心里重复着！

那只冰冷的、流血的、刺眼的、铁青的手！

她的同班同学，一个个在她面前倒下……

那段时间，她经常在睡梦中惊醒。

我第一次见到王睿是在广州医院。

她身材瘦弱，话不多，右腿的伤口差不多快愈合了。

她第一次穿上义肢，感觉很新鲜，肉体却很痛苦。

长时间训练，使义肢接合腔与断腿的接触摩擦得很不舒服。但是，王睿没有埋怨，她感觉到了新生的希望，虽然汗水浸透了衣服。

…………

不知什么原因，我总是希望王睿能够早日适应义肢。所以，我为她安排了一连串密集的训练。她，也一点不偷懒，每次都能完成训练目标。

不久后，王睿回到四川。

很多伤员都在那里进行康复训练，等着做新的义肢。

医院的康复训练是很枯燥的。

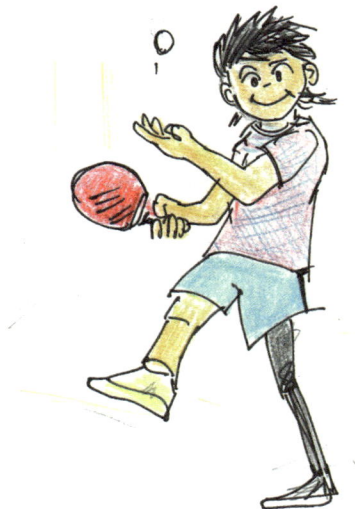

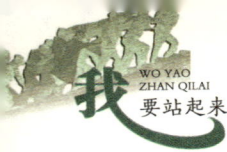

我请来了乒乓球教练、残奥会五届冠军得主张小玲和香港奥运冠军余翠怡来探望他们，鼓励他们。余翠怡一直都非常关心地震伤员，一有空闲时间，她都会到成都探望他们。

残奥冠军说出自己成绩时的自信，鼓舞了王睿。这在我的意料之外，想不到这个安排从此改变了她的生命轨迹。

康复完回家以后，王睿回到学校继续学习。

可是，在学校里，同学们总是对穿着义肢的王睿指指点点。

她的耳边总是传来一些她很不想听到的安慰和鼓励的话语，她也不想见到同学们异样的目光。

考上高中的那一年，王睿再也不愿忍受那些言语和目光。她想逃避，想离开那样的生活环境，所以她选择辍学，到四川省残疾人乒乓球队，开始接受训练。

■钢铁是怎样炼成的

刚开始的时候，王睿真的非常辛苦。她不愿意穿短裤，不想将义肢暴露在别人面前，就算天气再热，她也坚持穿长裤。可是，由于练习乒乓球时要不停地跑动跳跃，她的断肢在义肢接合腔内会流很多汗，而且截肢伤口跟义肢产生摩擦，导致伤口缝线的部位撕裂了。

她每天都要用药水清洗伤口，伤口尚未愈合她又接着训练。

以前没有接受过这样高强度的训练，她的脚晚上经常抽筋，痛得没办法入睡，可她第二天却照旧跑到球场。

她几度想过放弃，经常哭，想给爸爸打电话说不练了，想回家，可转念一想，这是自己坚持选择的道路，她就只能硬着头皮走下去。

她苦笑着对我说："刚开始打乒乓球时的新鲜感，很快就被艰苦的训练冲淡了。"我为王睿检查时总看到她的截肢处疤痕累累，有些还在不断地渗出血水。其实，在王睿决定辍学全职练球时，我真的很担心。如果她挨不过去，她将一无所有，往后的日子更难。

备战残奥会期间，王睿每天的训练都在八个小时以上，右腿残肢常常被义肢摩擦得血肉模糊。

有时教练都看不下去了，让她休息半天。可是她用随身携带的消毒药水擦洗一下，仍然顽强地坚持训练。穿着义肢运动，残肢受伤磨出血

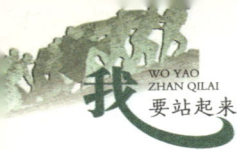

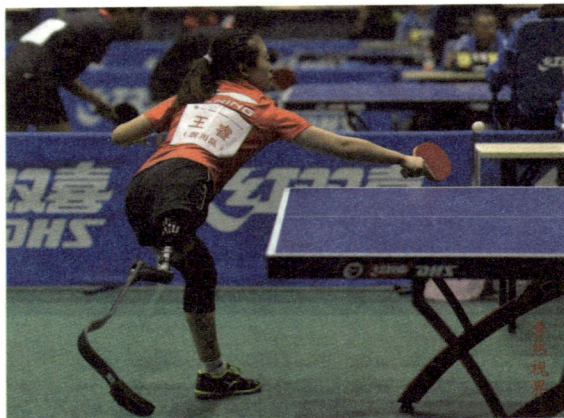

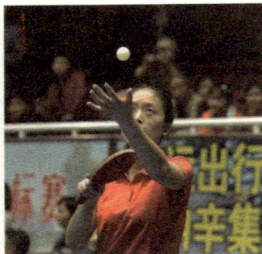

泡是常有的事，她走到哪儿，消毒药水就带到哪儿。

16岁才接受正规训练，王睿很明显与队友相差了几个等级。她深知，自己的基本功不够扎实，便自己加大训练量。她规定自己每天的训练不少于八个小时，以勤补拙，努力追上。

有一次，我到运动场看她，就算对手打过来的球角度再刁钻，她还是会冲过去接。稍有不慎，她就会重重地摔倒在地。她对我说："打球的时候我常常忘记自己身有残疾，抢球是一种本能。何况，不试试又怎么会知道这球救不着？"

截肢后，王睿得了"幻肢痛"。高强度的训练，让这种"疼痛"加剧：感觉好多针在扎右脚！每当痛得难以入睡时，她总会自嘲："我又没有右脚，你说痛得冤不冤枉？"

有时她痛到清晨五点才勉强入睡，可没睡一会儿，她就雷打不动地按时到球场训练。王睿特别喜欢一句话："自己选择的路，跪着也要走完。"所以，每次受伤后她都希望伤口快点结痂，不能让伤口影响训练。

付出总是有回报的。虽然练球很辛苦，穿着义肢的腿总是被磨破，但王睿始终咬牙坚持。终于，王睿取得比赛资格，走向外面的世界。

第一次参加比赛，她紧张得连比赛是怎么打完的都不知道。比赛时不能穿长裤，穿着运动短裤，义肢露在外面，她感到非常自卑，很害怕看到别人异样的眼光。所以参加比赛对她来说，其实是对自己心理的一个挑战。

但是，她必须面对。

刻苦的训练终于带来了回报：

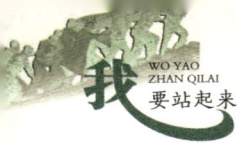

2013 年她参加全国锦标赛，被国家队教练看上，入选国家队；接着，她参加了很多公开赛，积累了丰富的比赛经验，球技和信心都得到了很大的提升。

2014 年，她参加世界锦标赛，在团体赛中拿了冠军，单打亚军。

虽然单打没有拿到冠军，但这是她第一次参加这样的大型赛事，心里或多或少也是紧张的，再加上信心不足，导致单打比赛失利，她也知道自己需要改进的地方还有很多，这次的失利让她学会如何去弥补不足。

同年 10 月，她参加了在韩国仁川举办的亚洲运动会，分别获得了个人和团体冠军。

这两次大赛取得这么好的成绩，她不再像以前那么自卑了。

她觉得现在自己活得比以前更有价值，因为有梦想，有奋斗的目标。现在的她再也不像以前那样有太多害怕的东西，不再觉得活在这个世界上没有意义，不再对未来一片茫然，也不再感觉前路一片漆黑。

每天辛苦训练，参加各种比赛获得的成绩，让王睿终于获得参加巴西残奥会的资格。

在备战残奥会期间，王睿异常努力，每天都延长练习的时间。

她对残奥会充满了期待和憧憬，到了会场觉得每一个地方都是新

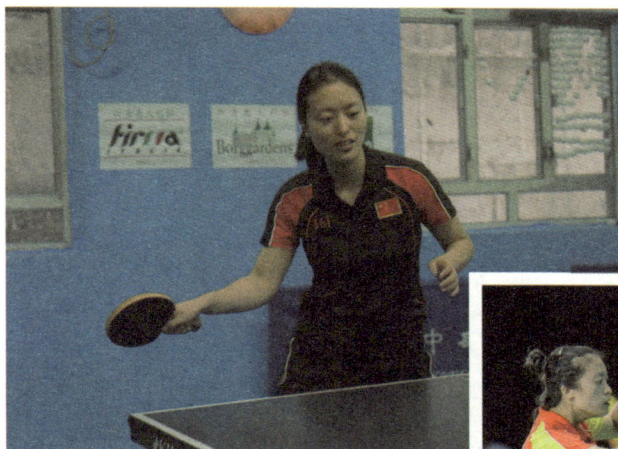

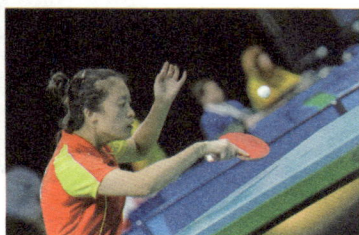

鲜的。虽然以前参加过不少比赛，但是面对如此大型的赛事，难免紧张和激动。也正是这样的心态影响比赛的发挥，没能取得满意的成绩。

不过，她再也不像从前那么害怕别人的目光了。这还不够，未来还需要更大的勇气去面对。她必须放下过去，为实现人生目标而努力奋斗。

何锦华

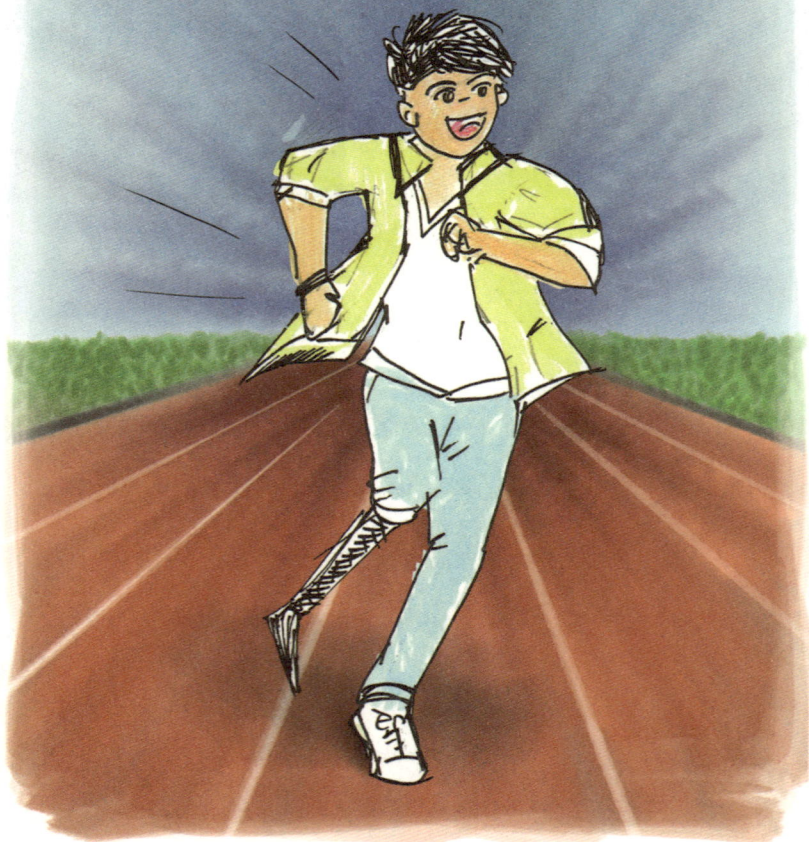

十年之后

SHINIAN ZHIHOU

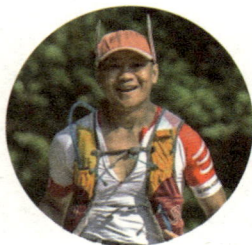

"LT70" SHANGJIAN GONGRONG YUEYESAI

"LT70" 伤健共融越野赛

—— 冯树仁医生义跑为汶川地震伤员筹款

"LT70"即香港大屿山凤凰径70公里越野赛。这项比赛于2018年10月27日在香港大屿山凤凰径圆满举行，参赛人员包括全球各地的长跑健将，其中一位参赛者是香港的外科医生冯树仁。这次越野赛上，冯医生除了挑战自己的极限，还将为"站起来"公益组织义跑筹款，与他同行的还有由五位汶川大地震截肢人士组成的接力队。

2008年5月12日，四川汶川大地震，伤者众多。"站起来"公益组织在地震后十多天成立，它由世界华裔骨科学会发起，香港特区政府资助。十多年来，"站起来"团队秉承人道主义精神，不间断地为地震伤员提供骨科手术、物理治疗、作业治疗、义肢矫形等全面的骨科康复治疗。大批伤员接受了"站起来"团队提供的康复服务，至今，"站起来"团队赴四川工作约三百次，接受康复治疗的地震伤员共计569人，其中，截肢伤员269人，骨折伤员233人，脊柱脊髓损伤伤员67人（部分伤员合并不同类型的损伤）。

经过持续的康复跟进和治疗，伤员们已经重新融入小区，多数伤员可以生活自理，他们在工作、求学及照顾家庭方面与正常人基本无异。2018年是汶川地震十周年，当时身心受到极大创伤的伤员们，现在的康复情况如何，想必大家都非常关心。于是，在"LT70"赛事举办之际，"站起来"公益组织特邀5位地震伤员参与。

其中一位伤员是魏云露，她是左小腿截肢伤员。装配义肢后她继续求学，现在

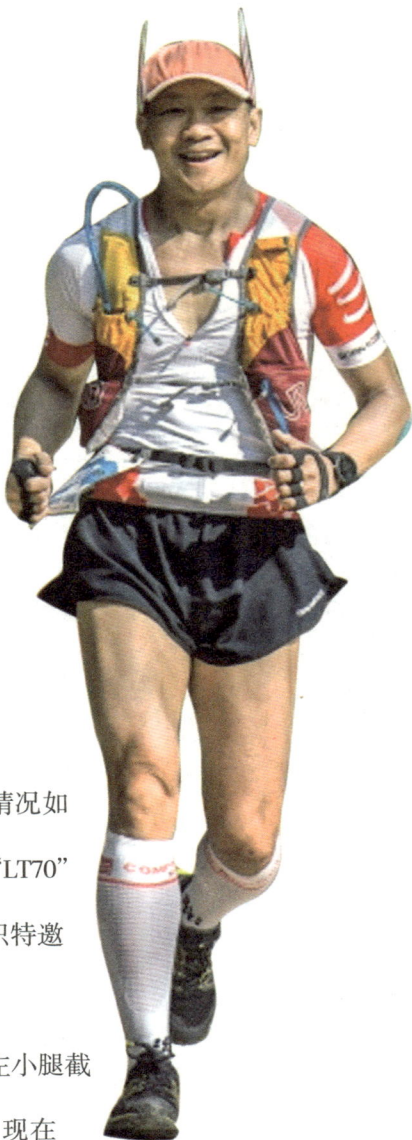

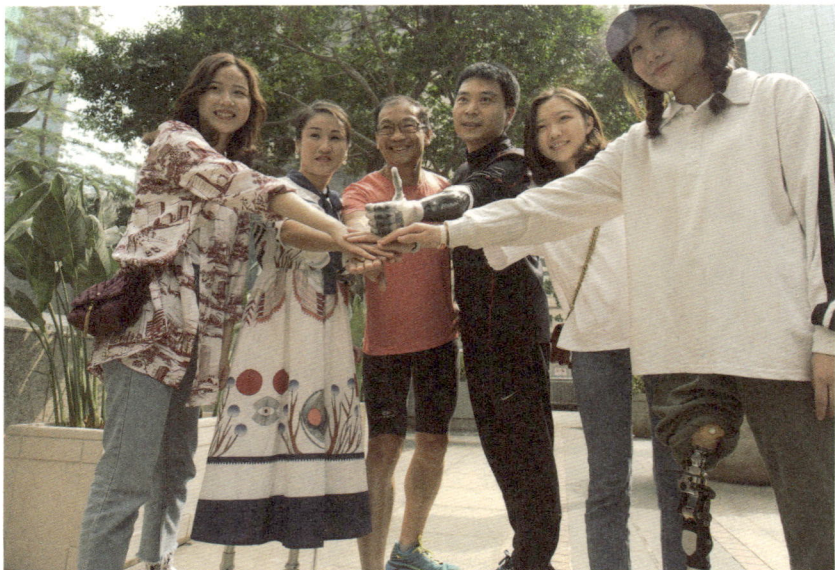

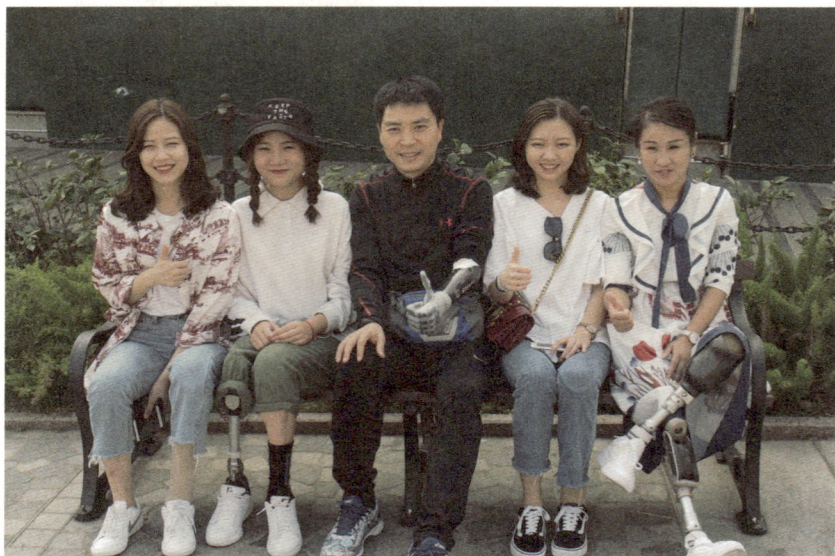

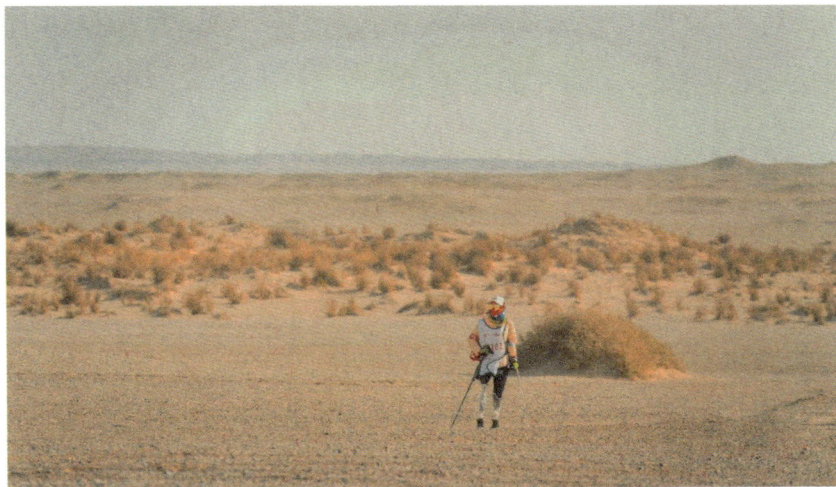

已经完成本科学业，参加工作，还像同龄人一样四处旅行，增长见闻。

另一位地震伤员是同样左小腿截肢的胡月，地震时她还是小学生，装配义肢进行康复训练后，她可以继续参加自己最喜爱的运动——滑板。

　　除了单侧下肢截肢的伤员，这次参加越野赛的还有上肢截肢的马元江和双下肢截肢的李应霞。地震中马元江在废墟中被掩埋了整整179小时后才获救，左前臂需要截肢。"站起来"团队为他配备了智能仿生手。智能仿生手控制灵活，使用方便，他的日常生活完全能自理。现在，他在国家电网四川公司映秀湾水力发电总厂担任安全总监兼安全监察质量部主任，平时特别喜欢游泳、慢跑。李应霞双下肢截肢，装配义肢后积极训练。2018年5月，她鼓足勇气参加了"第四届陶冶丝路108城市戈

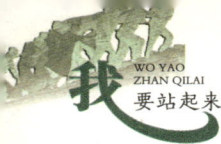

壁挑战赛"，用双侧义肢徒步丝路。常人未必能完成的旅程，应霞用自己新的双腿见证了奇迹，成就了自己。

从伤员的身上我们看到，在持续的康复介入及先进的义肢技术帮助下，伤员们的生理功能得到较好恢复。他们除了能处理日常事务，还能挑战极限。他们这次前来参加"LT70"越野赛，凸显了"伤健共融"的成效，使比赛更具意义。然而，也正是由于伤员功能恢复良好，运动时间长，训练强度大，义肢更容易磨损，零件更容易损坏，更换与维修的频率更高。冯树仁医生是外科医生，他深深明白义肢及康复的重要性，也看见了伤员的需求，于是特地通过"LT70"大屿山凤凰径的越野赛为他们筹款，希望筹得的款项能用于"站起来"团队为伤员们进行义肢维修及更换，协助他们保证良好的生活质量，继续向着目标和梦想前行。

70公里的越野赛，冯医生用了13个小时跑完全程。在比赛的部分路段，5位伤员陪伴着冯医生，在他们力所能及的范围内接力跑。

伤员们都是第一次参加越野赛，用义肢跑完小部分山道，他们非常兴奋。他们热爱生活，这次越野赛也见证了他们挑战自我的毅力和勇气，何况这次的越野赛还有更大的意义——与冯医生一起完成部分赛道，并为"站起来"公益组织义跑筹款。看到冯医生历经13个小时终于完成了赛事，马元江非常感动。他说这次越野赛对他的影响远远超出自己的

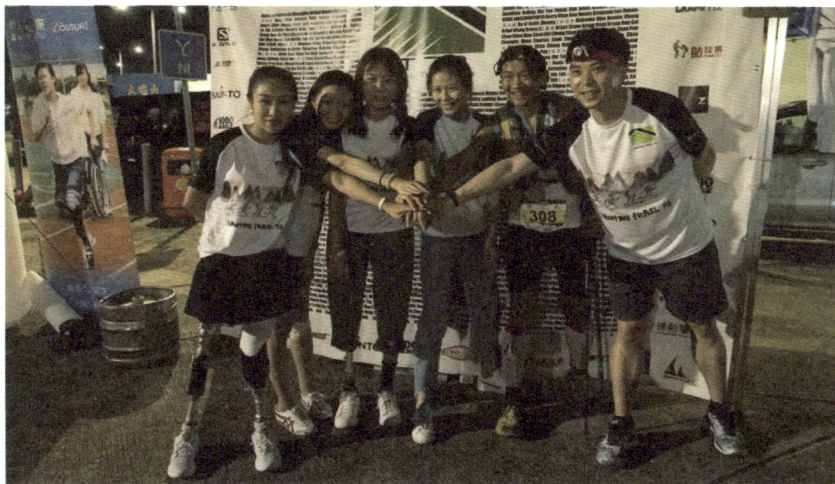

想象，决心更努力地拥抱生活，并在自己力所能及的范围内尽力帮助他人。这次的经验也让李应霞难以忘怀，地震中她失去了双腿，以为正常的生活已经离她远去，现在她知道自己能做到平常人也未必能做到的事情。应霞喜欢唱歌，充满自信的她将继续用歌声为大家加油鼓劲。

如同越野赛需要过人的毅力和体力，伤员们也需要用一生的时间和勇气去面对无数挑战。这次"LT70"越野赛体现了"伤健共融"的精神，是别具意义的一项体育盛事。伤员们从四川长途跋涉来到

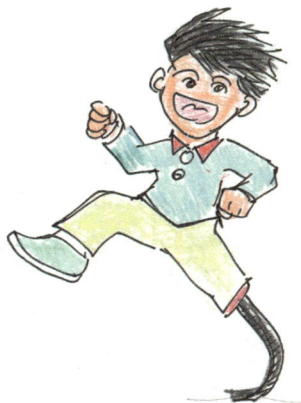

香港参加比赛，他们希望冯医生、参赛的各国选手以及曾经支持过他们康复的捐款人、志愿者和工作人员看到，在各方支持和自己的努力下，他们也可以如常人一样在山跑赛道甚至人生马拉松的跑道上昂首前行。他们不仅可以做到，还可以做好，而这也是他们答谢各界的最好方式。

冯树仁医生、"站起来"团队和伤员们都明白，康复是一生的工作。而借着"LT70"伤健共融这一赛事，各界也看到了康复及义肢矫形服务的重要性。不少媒体也报道了冯树仁医生的义跑活动，希望社会能继续关注伤员的情况，并给予他们更多的支持。有赖大家的支持，在未来的日子里，"站起来"团队也将继续为伤员们提供全面的骨科康复服务，助他们更好地发挥所长。

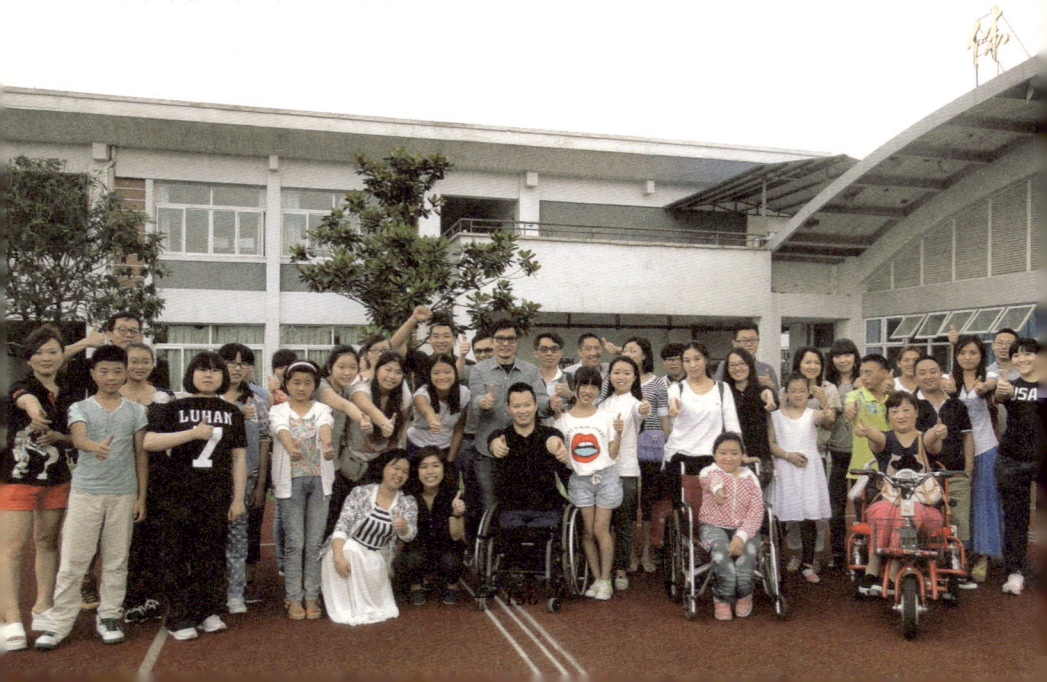